# ふたりウォーク

ふたりで
歩けば
うまくいく

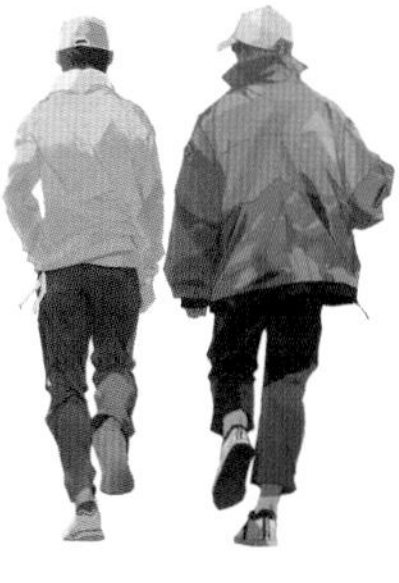

佐々木千紘
理学療法士
一般社団法人ウォーキングヘルス協会代表理事

MCS

Gakken

# はじめに

「スマホアプリの散歩ゲームをきっかけに息子と街の中を歩くようになった。ひとりだったら絶対しないウォーキングをずっと続けられている。歩きながらだと、今まで話さなかったような深い話や相談もしぜんにできていい時間になっている」

毎月企画の打ち合わせをさせていただいていた長くおつき合いのある編集者さんが何げなく口にされたこのエピソードが、これまでにない「ふたりで歩く」がテーマのこの本を書く原点になりました。

ウォーキングは誰もが健康にいいと知っている運動です。医師でさえ、検査の数値が少し悪かったりすると「まずはウォーキングから始めてみてください」とアドバイスしたりします。

ですが、

「ウォーキングって高齢になったらやるものでしょ」
「ただ歩くのってつまらない」
「ヨガや筋トレの方がカッコいいしすぐ痩せそう」
「毎日続けないとダメってきくし、おっくう」

——これが、実際のイメージではないでしょうか。

ウォーキングの効果は世界中の研究でも証明されていて、専門家の先生方やウォーキングの講師の方が書いたわかりやすい本もたくさんあります。けれど、実際に継続している人は少ないのが現状です。

でも、もしすぐに体の変化を実感できたら？

歩いている時間そのものが、わくわくするものだったら？

私はこれまで延べ1万人の歩き方を見させていただきましたが、こだわってきたのは

◎1回のレッスンの中で必ず変化を出すこと

◎一緒に楽しい時間を過ごすこと

の2つでした。

「ふたりウォーク」では、歩き方のフォームをガイド目線でチェックしていきます。お互いに、もしくはひとりがガイド役になってふ

たりで歩くだけで「自己流でただ歩く」とは全く違う効果を得られると考えています。

## 一緒に健康になりたい相手に贈る本

ウォーキングの一番のメリットは、年齢問わず、誰でも簡単に始められ、何歳になっても無理なく続けられるところです。

「習ったことを夫にも伝えて一緒に歩いています」
「祖父が最近家から出ないので、ウォーキングをすすめました」
「娘から、最近若くなったと言われました！　たまに一緒に歩いてくれます」

これは、実際に私が生徒さんからよく受けるご報告です。自分の体が変わると、家族や身近な人にも伝えたくなる。喜びをシェアし

たくなる。こんな報告を受けるたびに、素敵だなと思います。他にも、

「姿勢の悪い子どもたちにも教えてあげたのですが全然言うことを聞かなくて。でも会話がすごく増えました」

「ウォーキングをきっかけに夫とよく話すようになって、今度ふたりで10年ぶりに旅行の計画を立てています」

「高齢の母に聞きにくかった相続の話を、健康でいてほしい気持ちを伝えて一緒にウォーキングをしているときにやっと切り出せました」


など、ウォーキングをきっかけにコミュニケーションが増えたという感想もたくさんいただけるようになりました。

この本は、ウォーキングを通して、あなたとあなたの大切な人が

より楽しく、より健康的に、幸せで充実した日々を送っていただくことをサポートをする本です。

◎最近、太ってきて体が心配なご主人と
◎なかなか会いに行けないけどずっと健康でいてほしいご両親に
◎忙しそうでストレスを抱えて心配な友人と
◎もっともっとコミュニケーションを取りたい相手と
◎スキンシップも取りたいけど今さら恥ずかしいパートナーと

まずは家の中の廊下や近所を10分からのウォーキングでも構いません。「ふたりウォーク」によって、これからの日常が少しでも健康的で充実した日々になりますように。

ふたりウォーク　目次

# 2章

# 3章

# 4章

ウォーキングが続かない

いまいち効果が出ない

# 1章 ウォーキングが体にいい理由って？

互いにガイドし合う「ふたりウォーク」だと心も体も健康に!!

- あなたのウォーキングの効果が出ない理由はコレ！
- 正しいウォーキングは認知症を予防する！

# 2章 実際にはどうやるの？「ふたりウォーク」

姿勢も不調も体型も、ふたりウォークで改善できます!!

こんな人におすすめ！

- 運動がとにかく苦手
- 健診で運動不足を指摘された
- コロナ太りから体型が戻らない
- 歩いていても楽しくない、つまらない
- 仕事や家庭のストレスを解消したい

誰かと歩くだけのウォーキングメソッド

# ふたりウォークが解決します！

## 3章

人に伝えるのって
難しい……

「ふたりウォーク」で
効果を得るためには
こんなことに注意しよう！

**こんなときにおすすめ！**

- 相手を指摘するのに
気が引けてしまう
- ほめるのに慣れていない

## 4章

ふたりウォークの
いろんな疑問に
お答えします！

「ひとりでもできるの？」
「どのくらい歩けばいいの？」
「何歳からでも骨格は変わる？」

体験談も
あるよ!!

引用・参考文献

(1) 地方独立行政法人東京都健康長寿医療センター 運動科学研究室長
青柳幸利※協力：株式会社健康長寿研究所 http://kenju-jp.com/

(2) Peter Schnohr, James H. O'Keefe, Andreas Holtermann, et. Al., : Various Leisure-Time Physical Activities Associated with Widely Divergent Life Experiences: The Copenhagen City Heart Study. Mayor Clinic Proceedings 1-11, 2018.

(3) Robert Waldinger: What makes a good life? Lessons from the longest study on happiness | TED. https://youtu.be/8KkKuTCFvzI (2023/6/28 検索)

(4) 京都大学プレスリリース：1 週間の歩行パターンと死亡リスクの関連を明らかに - 週 2 回しっかり歩くことで健康は維持できるか?（井上浩輔 他）. https://www.kyoto-u.ac.jp/ja/research-news/2023-03-30 (2023/6/28 検索)

(5) 樺沢紫苑：精神科医が見つけた 3 つの幸福. 飛鳥新社, 2021.

(6) 田中尚喜：百歳まで歩く 正しく歩けば寿命は延びる!. 幻冬舎, 2007

装丁・本文デザイン・DTP　中上範子
表紙イラスト　角田実優
本文イラスト　青山京子
撮影　河野裕昭
モデル　宮澤理恵、今野善久、あいさき れん
ヘアメイク　鈴木あさひ
編集協力　オフィス朔（松本紀子、吉田 香）
校正　ボーテンアサセくりみ
企画編集　藤原蓉子
衣装協力　ニューエラ、ニューバランス

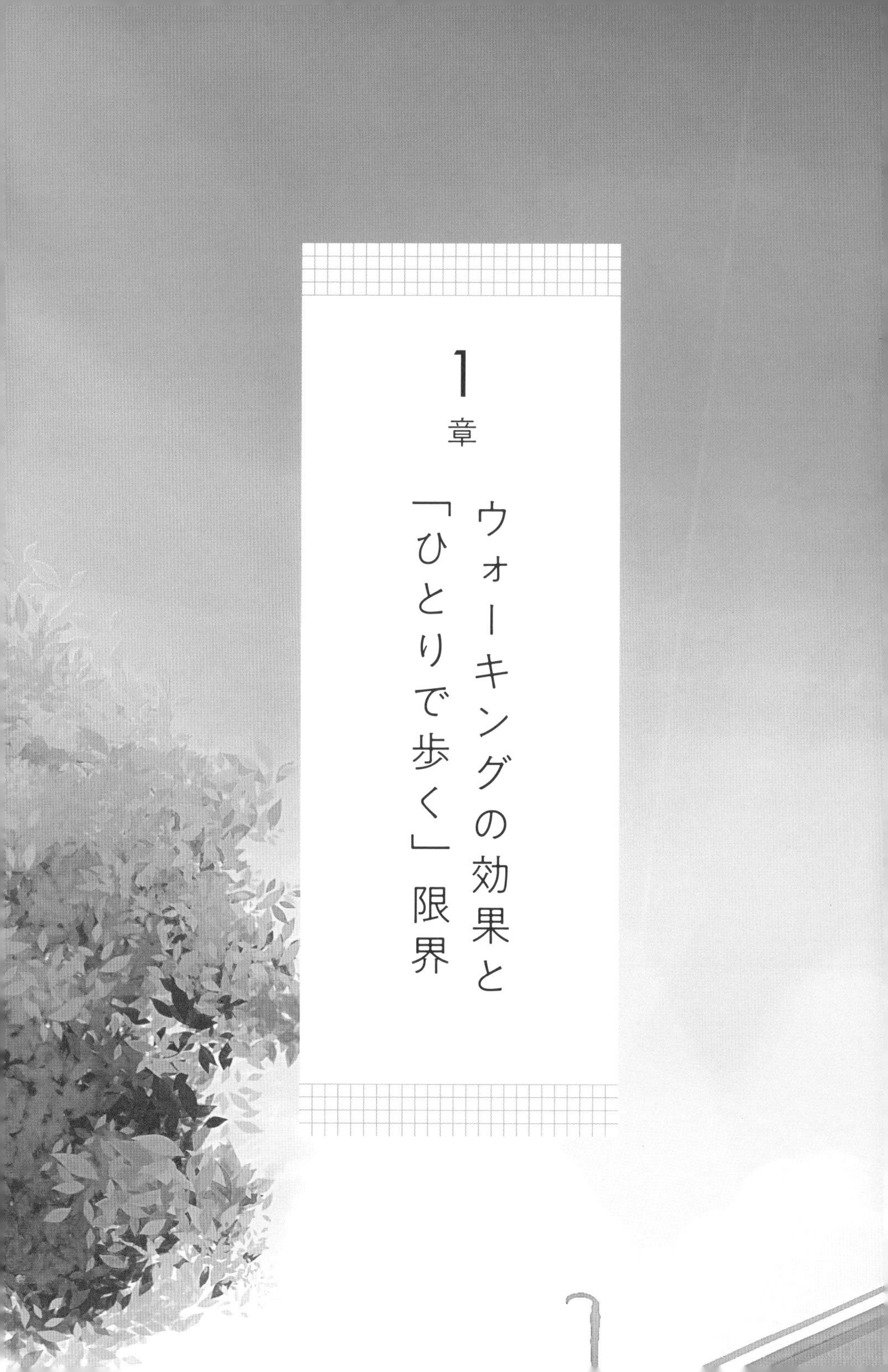

# 1章

# ウォーキングの効果と「ひとりで歩く」限界

# ふたりウォークで実現する
# うれしい2つの改革

## 1
## 短期的に習得できる
## 見られ方改革

歩き方のフォームを
改善して印象アップ

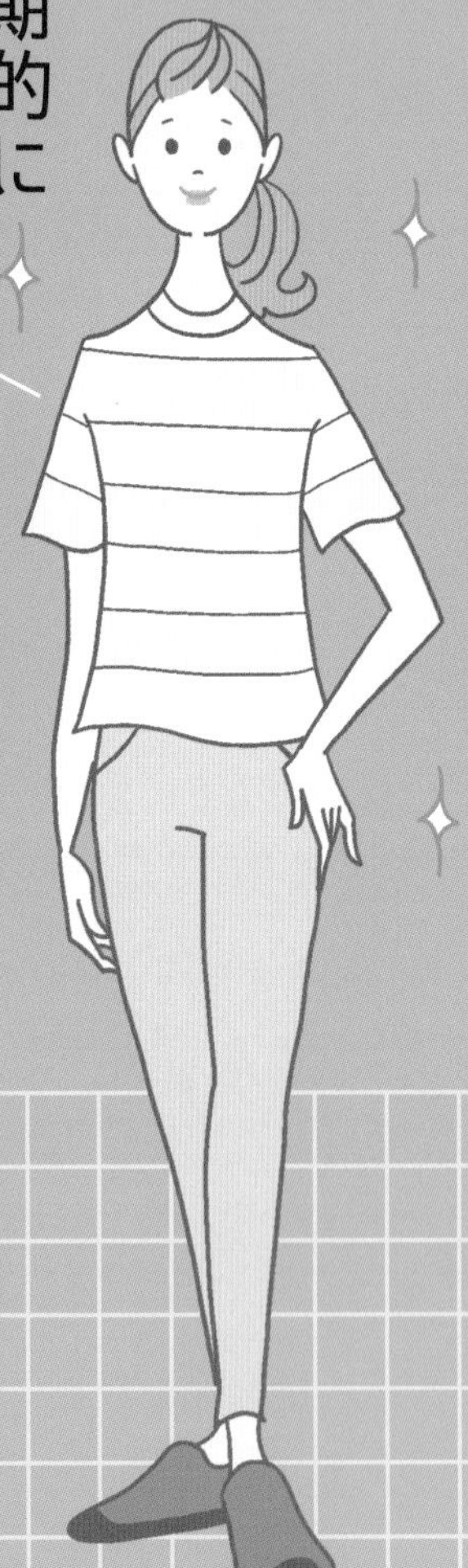

# 2 心身の健康改革

継続的なウォーキングで
体も心も健康な状態をキープ

長期的に
つくっていく

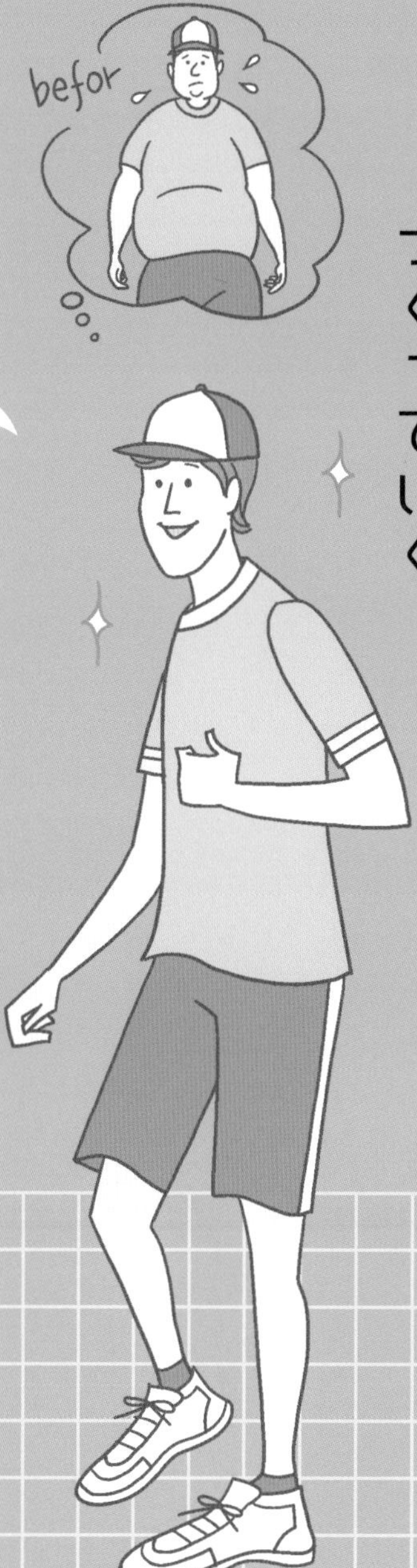


さあ、ふたりウォークを学んで、
一緒に理想の状態をつくっていきましょう。

# ウォーキングで、体も脳も若返る！

まず、最初に断言します。ウォーキングを日常の中に正しく組み込めば、確実にあなたを健康的な理想の状態に導いてくれます。

この本を手に取ってくださったということは、きっとウォーキングに興味があって、あなたの周りの人と一緒に健康になりたい、と思ってくださっているのではないでしょうか。

本書を活用していただくことでウォーキングが習慣化し、体のお悩みも解決され、楽しく健康な状態を手に入れてほしいと心から願っています。

最初に、一般的なウォーキングの効果からご紹介しますね。

## 「ウォーキングでダイエット」はウソかホントか？

ウォーキングを始めるきっかけとして一番多いのがダイエットです。1日30分歩こう！　とか、1万歩が目安といわれていますが、実際にはどれくらい効果があるのかをご存知でしょうか。

運動による消費エネルギーは、下の式で算出することができます。

単純に体重を落としたいだけなら、食事を制限する方が断然早いのです。

また、消費エネルギーを増やしたいなら、歩くより走った方が運動強度が高く、効率がよいことがわかります。

それでもウォーキングをすすめたいのは、誰でも始めやすく、何歳からで

**運動による消費エネルギーの算出方法**

体重(kg) × 時間 × メッツ* × 1.05
＝
消費エネルギー

例えば、体重 50kgの人が 30 分歩いた場合、その消費カロリーは 91. 9 kcalです。

例　50(kg) × 0.5 時間 × 3.5 メッツ × 1.05
＝
91.9 kcal

＊メッツ:運動の強度を表す指数。ウォーキングは3.5 メッツ、ジョギングは7メッツ、なわとびは 12 メッツ程度。

も何歳になっても続けやすいからです。そして、継続することで、体に負担なく健康的にダイエットができます。

次に、たくさんある研究の中から少しだけ、ウォーキングの効果を紹介します。

### ❶ 生活習慣病の予防効果

● 週に2．5時間（1日わずか 21 分）歩くと、**心臓病のリスクが 30% 減少**する（Walking for Health ハーバード大学医学大学院）

● 65 歳以上では、1年の1日平均歩数が 8000 歩以上で、**高血圧、糖尿病、脂質異常症、メタボリックシンドロームを予防できる**（健康長寿研究所　中之条研究）

### ❷ 死亡率の低下

● 1日あたりの**歩数が多いほど、全死因死亡率が低く**なる（Association of Daily Step Count and Step Intensity With Mortality Among US Adults）

● 1日に 4,000 歩しか歩かない人に比べ、8,000 歩を歩いている人は、全原因による**死亡のリスクが 51%減少**した（Higher daily step count linked with lower all-cause mortality）

● 歩数が1日に 1,000 歩増えるごとに、**全死亡リスクは6～36%減少し、心血管疾患リスクは5～21%減少**する（Systematic review of the prospective association of daily step counts with risk of mortality, cardiovascular disease, and dysglycemia）

### ❸ 骨を丈夫にする効果

● 骨の強化に不可欠なビタミンDの合成は、日光に当たることによって促進される

● 1日の歩数を2割増やすと**2年で骨密度が5%増加**した（関口秀隆、臨床スポーツ医学：vol16:no7:832-835(1999-7)）

● ウォーキングなどの運動時に骨に加わる衝撃が、**骨強度や骨密度を増加**させる（国立障害者リハビリテーションセンター研究所 2020）

### ❹ うつ病リスクの減少

● うつ病と診断された方の特徴は毎日の歩行が4,000歩未満だった（健康長寿研究所　中之条研究）

● 週に150分（1日に30分）の活発なウォーキングに相当する運動をしている人は、**うつ病のリスクが25%低**かった（Association Between Physical Activity and Risk of Depression A Systematic Review and Meta-analysis 2022）

### ❺ 認知症の予防

● ウォーキングなどの軽い運動が1日に1時間増すと、**脳の老化は1．1年遅くなる**（Association of Accelerometer-Measured Light-Intensity Physical Activity With Brain Volume　The Framingham Heart Study　2019）

● 歩数が多いほど、**全原因認知症のリスクが低い**ことがわかった（Association of Daily Step Count and Intensity With Incident Dementia in 78430 Adults Living in the UK 2022）

数多くある運動の中でも、ウォーキングほど多くの効果が期待され、そして立証されているものはありません。

目先の「エネルギー消費」や「体重を落とす」ことだけを目的にすると、ウォーキングは確かに効率が悪いといえます。ですがウォーキングはあらゆる病気の予防になるとともに、たとえ体重がすぐに変わらなくても、体型や姿勢が改善することで若々しい印象が手に入るというメリットがあります。

将来まで考えて、病気もなく脳も体も若々しく過ごしていくには、続けやすいウォーキングは最良の運動といえるでしょう。

# ウォーキングをしても効果が出ない人の特徴3つ

誰でも気軽に始められるウォーキングだからこそ、なんとなく始めて、変化がない！　とやめてしまう人も多くいます。その特徴を見ていきましょう。

## 効果が出ない人の特徴 1 歩き方のクセが強い

以前、「痩せたいんです！」とレッスンに参加してくださったFさんという20代の女性がいました。毎日走ったり筋トレを続けたりしているのに全く

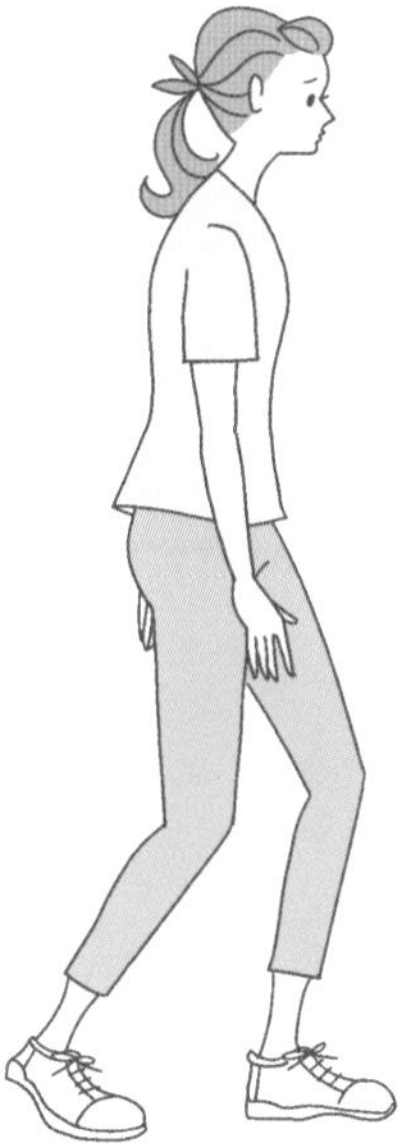

痩せず、下半身は筋肉がついて逆に太くなったと悩んでいました。

歩き方を見せていただくと、股関節が使いにくいという「クセ」がわかりました。

通常、足を前に振り出すときには脚のつけ根の関節（＝股関節）が動きます。Ｆさんは骨盤を回して内股気味に脚を振り出し、ほとんど股関節を動かさない歩き方をしていました。

これは、下半身太りや太ももの外張りに悩む日本人の女性にとても多い歩き方です。着物を着た内股すり足の歩き方がイメージしやすいのではないでしょうか。美しい日本文化の所作ですが、関節の動きとしてはよくありません。

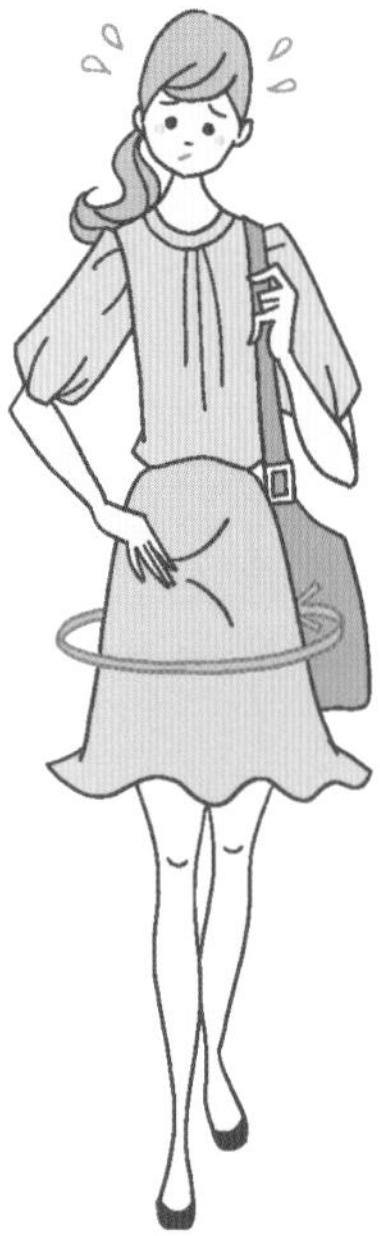
歩いているうちにスカートが
回ってしまうのも歩き方のクセのせい

Fさんには、徹底的に股関節の動かし方を練習していただき、3回目のレッスンにいらした頃には「体重は変わっていないのに、家族や上司に痩せたねと言われました！」と笑顔を見せてくださいました。

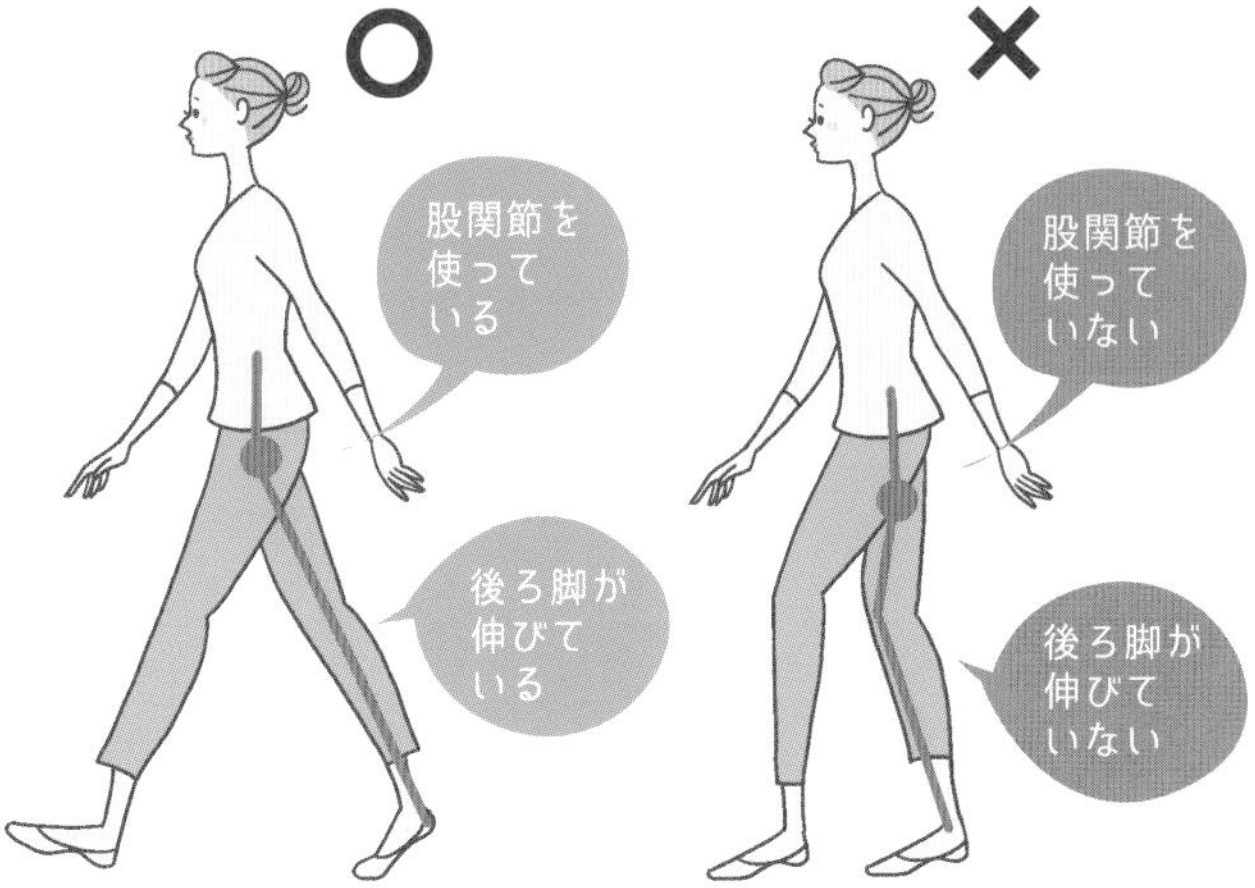


毎日汗だくでジョギングするよりも、ふだんの歩き方を変えるだけで体型が変わることを、驚きながらもとても喜んでくださったのを覚えています。

体の動かし方の「クセ」を自分ひとりで改善するのはなかなか難しいものです。誰でも自分の使いやすい部分を使って動こうとします。この「クセ」に気づかない限り、体型や姿勢はなかなか改善しません。

効果が出ない人の特徴 2

# 大股で速く、たくさん歩けばいいいと思っている

ウォーキングといえば、

●1日1万歩　●大股　●早歩き

がいいというイメージはないでしょうか。

確かに、スピードを上げて大股で長い距離を歩くほどエネルギー消費量は増えます。

ですが最近では、1日1万歩は必要ないという見解が多く、目的や年齢、心身の状態によって歩数や時間を選択するのがよいとされています。

病気予防に関しては、東京都健康長寿医療センター研究所の青柳幸利先生が「健康効

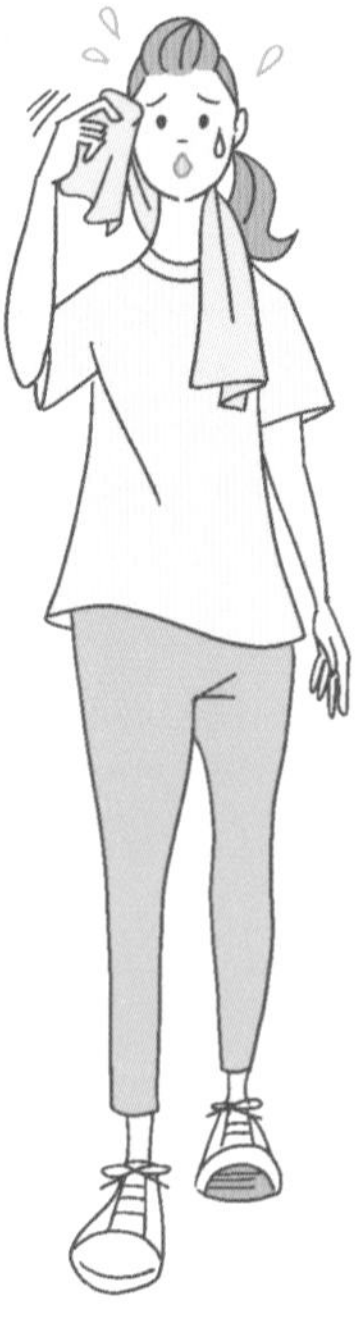

果が得られ病気予防になる運動は、ウォーキングでいえば1日8000歩、そのうち中強度の運動を行う時間は20分」と示されています[1]。それ以上の時間を歩くと、疲れがたまったり血管に負担がかかったりするそうです。

この研究は対象が65歳以上の方のため一概にはいえませんが、何歳であっても「負荷のかけすぎ」はよくないというのは確実にいえます。ふだん運動習慣のない方が、急に1万歩も歩けば、疲労感やストレスを感じるだけでなく、ケガや不調にもつながります。

## 効果が出ない人の特徴 3
## 散歩とウォーキングを同じだと思っている

散歩は、好きな場所を目的もなくぶらぶらと歩くことです。「健康のため」という明確な目的のあるウォーキングとは別のものとして考えましょう。同じ時間だけ歩いたとしても、ウォーキングに適した靴や服を身につけ、正しいフォームを意識しながら歩く場合とただの散歩とでは、脂肪燃焼や血流をはじめ、体への影響が全く異なります。

ただ、ウォーキングは楽しみながら継続することが重要です。日光を浴びて、好きな道や周りの景色を楽しんで歩くのはストレス解消や脳をスッキリさせる効果もあります。時折、散歩の要素も取り入れながら、楽しく無理なく続けていきましょう。

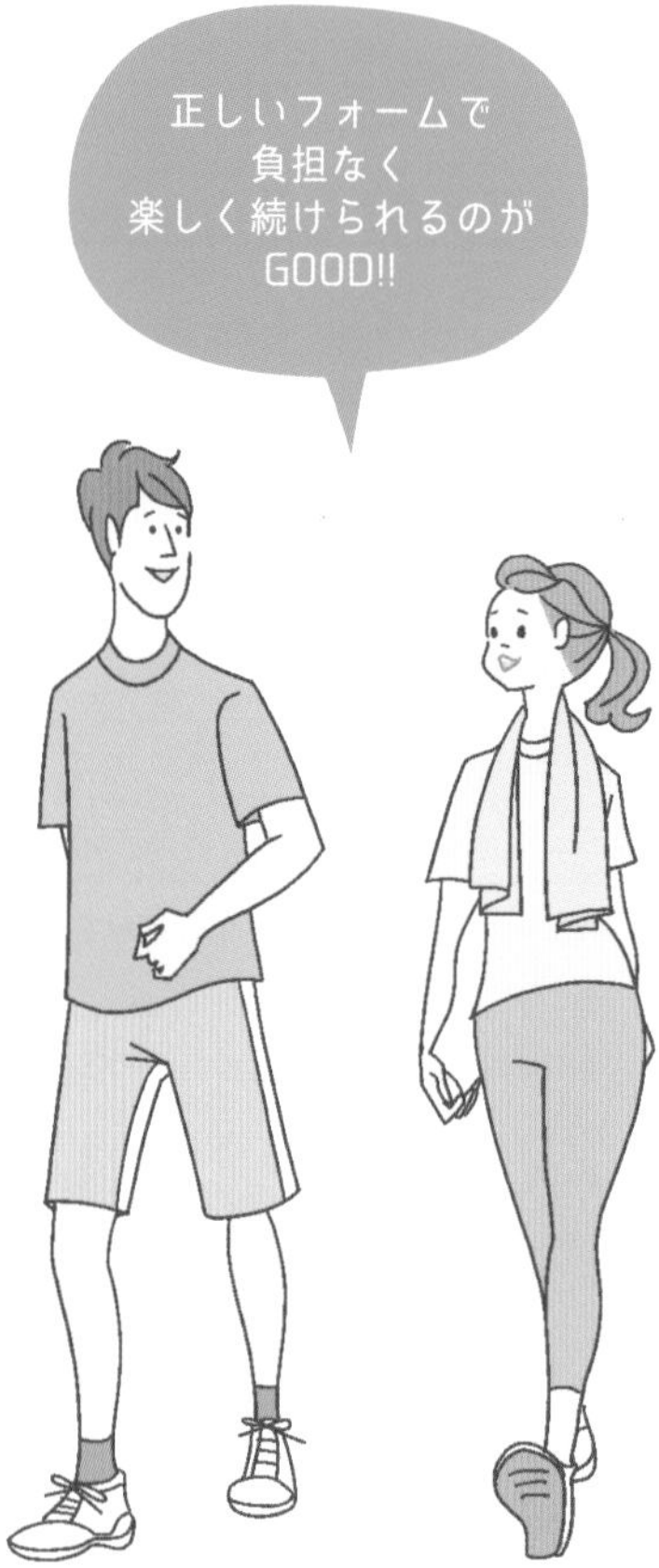
正しいフォームで
負担なく
楽しく続けられるのが
GOOD!!

# 正しいフォームを身につけるために大切なこと

## 体はすぐ元に戻ろうとする

「私、運動が昔から大嫌いなんです。だからウォーキング講師をやっています」

レッスン最初にこのようにお伝えすると、皆さんたいてい共感してくださいます。運動はしたくないけどずっと健康的で若くは見られたい、ふだんの歩き方を変えるだけで体型を保てたら楽だな、そんな理由で始めたのがウォーキングでした。

運動がとにかく苦手で体型もコンプレックスだらけだった私が、理学療法士という資格を得て「体の動かし方」や「歩行分析」を学び続けた結果、姿勢や歩き方を周りからほめていただけるようになったのもきっかけの1つです。

誰もが毎日歩いているのに「正しい歩き方」を学ぶ機会はほとんどないと気づいたのもこの頃でした。

長年レッスンを続けていますが、はじめて参加されるきっかけの中で多いのが「今までさまざまなことを試してきたけど思い通りにいかなかった」という理由です。

「筋トレやヨガやいろいろ試してきたけど、体型は変わらなかった」
「一度ダイエットに成功したけどリバウンドしてしまった」
「エステとか整体とかほとんど回ったけど、結局改善しなかった」
自分の体と向き合って努力しても変化がなかったり、痩せたと思ってもリバウンドしてしまったりするのはもどかしいですよね。

たとえエステに行って脚の施術をしても、歩き方のクセが変わらなければ同じ部分に負担がかかり同じ部分が張ってきます。寒い日など肩をすくませるクセがある人は、首や肩周りを整体で整えてもらっても、肩に力を入れて歩けば、数日で戻ってしまうこともしばしばです。

O脚の方は、O脚を助長する歩き方をしていて、猫背の方は猫背をつくる姿勢で歩いています。週に1回、外からどんなに整えても、それ以外の時間に同じ姿勢や歩き方をしていては、体はすぐに戻ろうとします。

大切なのは、外から整えた後に、今までとの体の違いや動かす感覚をしっかり感じて、身につけることです。

## 老けた体と向き合って見た目にこだわろう

もう1つのきっかけとして多いのが、外見に気づきがあった方です。

「写真の中の自分が、すごく猫背で老けていてこのままじゃダメだと思った」

「友人から『姿勢が悪いよ』『歩き方が変だね』と言われてから気になった」

「久しぶりに会った家族に『老けた』と言われてショックだった」

など。


グループレッスンでも個人レッスンでも、自分の歩いている姿を直視できない方が本当に多いのに驚きます。モデルやダンサーの方は別ですが、壁一面が鏡のスタジオで自分の歩いている姿を見る機会は、普通に生活していたらほとんどありません。

イメージしていた自分の歩き方と鏡に映る実際の自分の姿が違いすぎて恥ずかしい、という感想はとても多いのです。ですが、自分の姿勢や歩いている姿を見る機会は、残念なことに自分が一番少なく、周りの人からは見られ

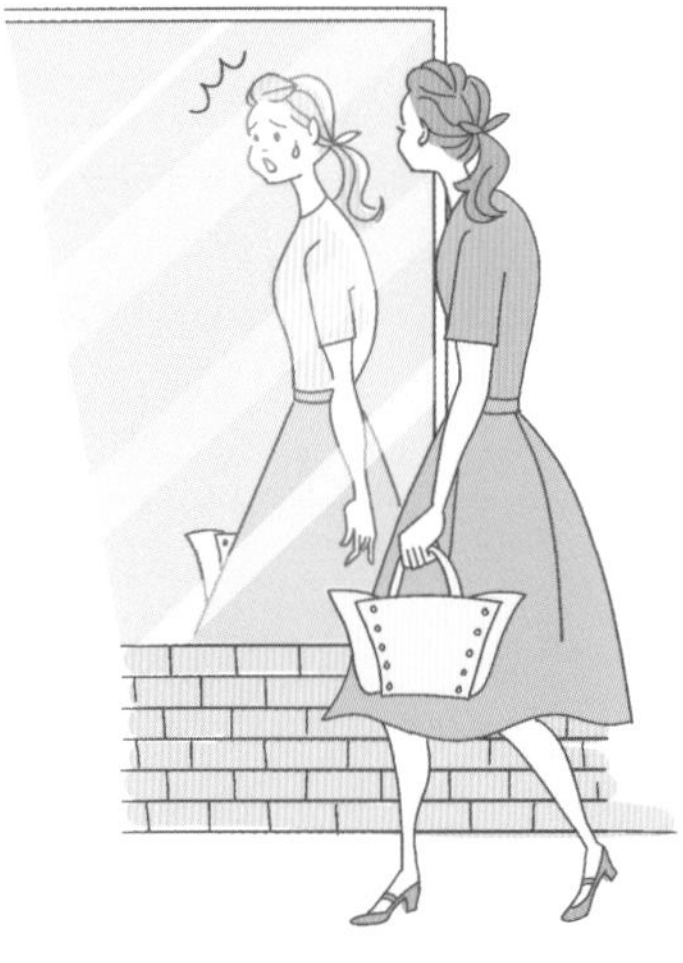

ています。

アンチエイジング医学では「見た目」は病気や寿命にも関係しているという報告がたくさん出ています。見た目は人の健康状態の1つの指標なのです。そのためにも、どんなクセがあるのか、今の自分の体はどうなのかを視覚的にも理解することが重要です。

## 基本のキ！正しいフォームのコツ5つ

①体に負担がなく、②安定していてバランスよく、③見た目にも美しい歩き方を目指しましょう。

ウォーキングには「足が地面についている時間（＝立脚期）」と「足が地面から離れている時間（＝遊脚期）」の2つがあります。まずは立脚期によい姿勢を保てるようにするところから始め、慣れてきたらきれいな足の振り出し方に挑戦しましょう。

## ◎体に負担のかからない基本の歩き方

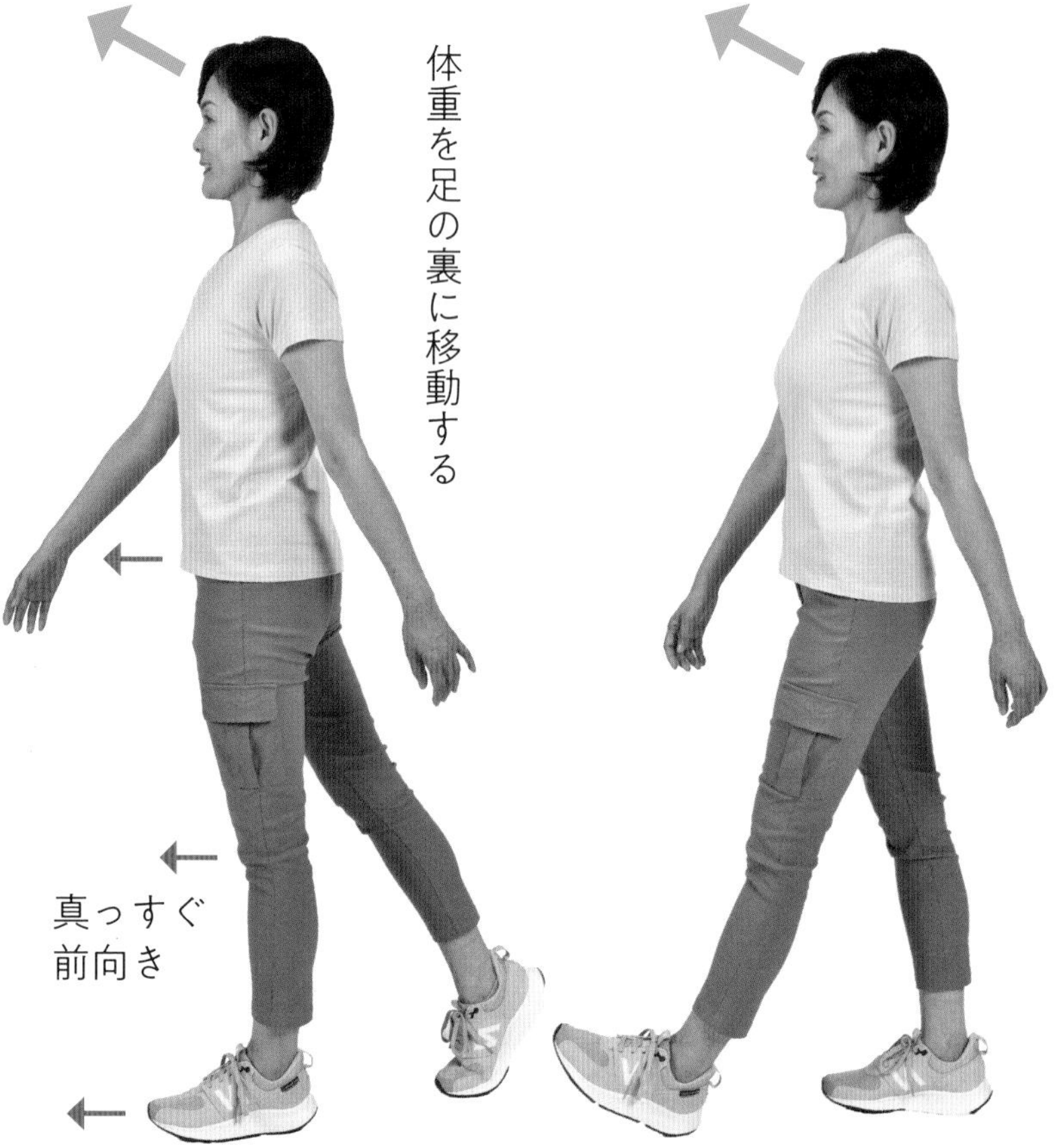
背筋を伸ばしてかかとから地面につく
体重を足の裏に移動する
真っすぐ
前向き

**コツ1**

おでこのつけ根から上斜め前に引かれるイメージ

**コツ2**

後ろ足は強く蹴り出さない。前足でしっかり体重を支える意識を持つ

**コツ3**

前足のつま先・ひざ・へその向きが真っすぐ前を向く

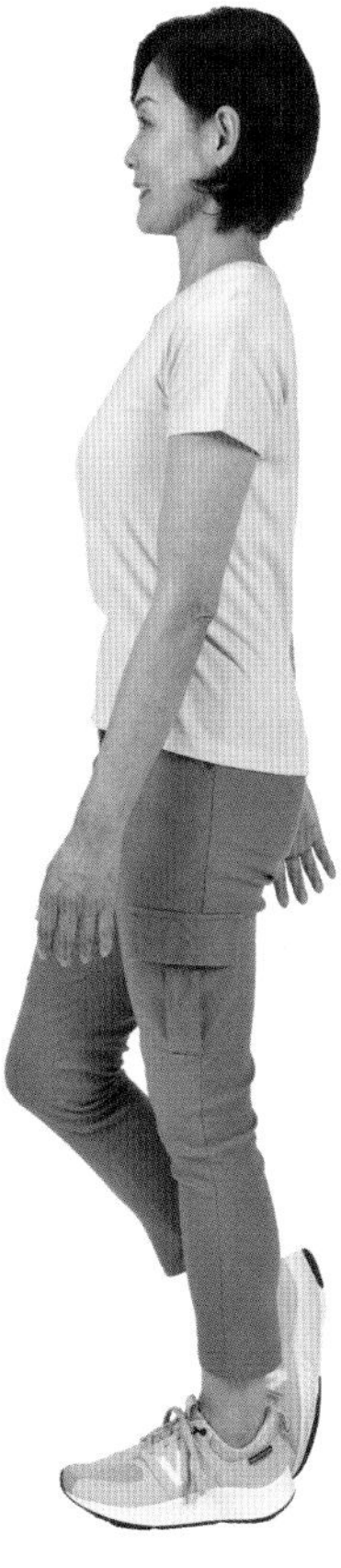

反対側の足を前に振り出す

**コツ4**

ひざについているヒモが真っすぐ前に引かれるイメージ

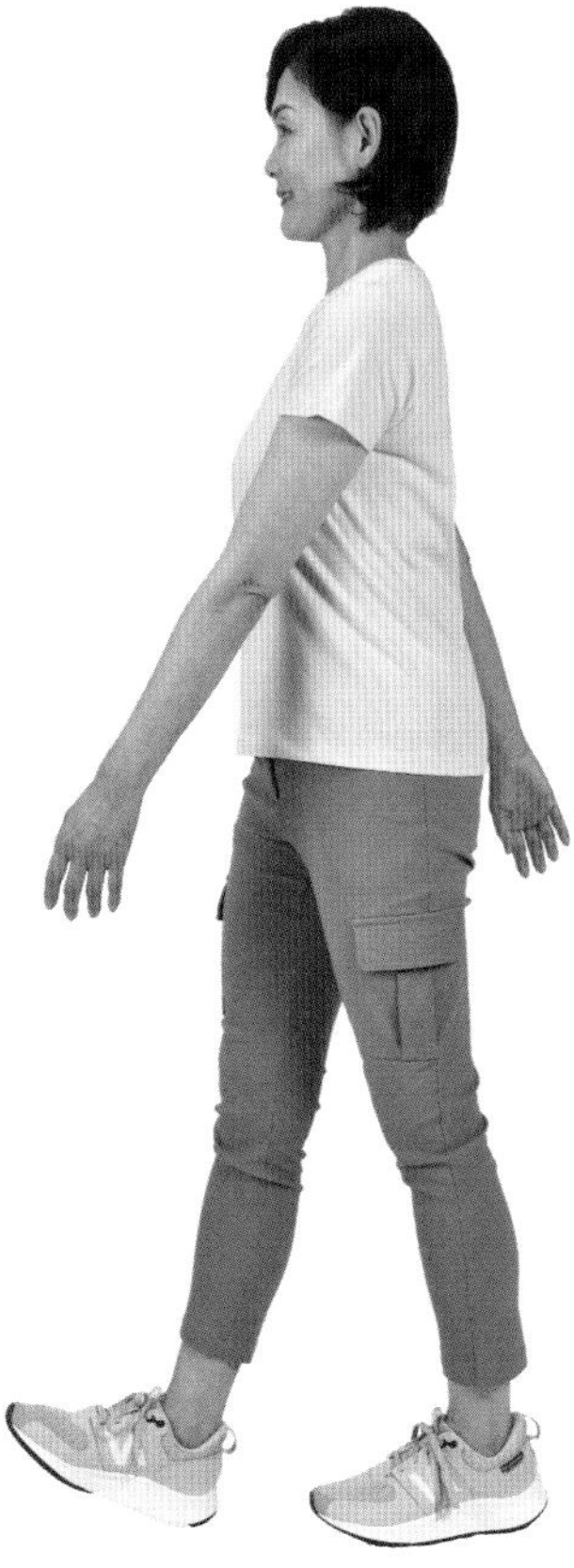

ひざを伸ばしてかかとから地面につく

**コツ5**

目線は目の高さより少し上を意識すると手が振りやすくなる

# ふたりで歩けば得られる「真の健康」

## 大規模研究でわかった寿命が延びるスポーツの特徴

2018年に、どんな種類のスポーツが平均余命に効果的かを示す研究結果がデンマークと米国の研究チームによって発表されました。(2) 25年に及びふだんスポーツをしない人と、8種類のスポーツを行う人8577人を追跡し、比較しています。

結果は誰もが予測できるように、どの種類のスポーツでも、ふだんから習慣がある人は、ない人と比べて平均余命が延長するというものでした。たとえ余暇に楽しむ程度でも、体を動かす習慣があると長生きにつながるということもわかりました。

けれどその研究結果の中で興味深いのが、スポーツの種類によって延長する平均余命の年数に違いがあることです（左表）。1位から8位まで、約8年の差があります。

スポーツの種類により、運動をしない人と比べた余命に差が出るということを明らかにした研究の1つでした。

研究を行ったチームは、テニスが1位であった理由について「社会的相互作用を伴う余暇的なスポーツがより効果的なのではないか」と考察しています。

もちろん、1つの研究だけで理由を示せるものではありませんし、テニスの身体活動の効果や8種類以外のスポーツとの関連も調査すると新しい発見もあるでしょう。

**8種類のスポーツを比べてみたら……**

| | スポーツの種類 | 平均余命 |
|---|---|---|
| 1位 | テニス | ＋ 9.7年 |
| 2位 | バドミントン | ＋ 6.2年 |
| 3位 | サッカー | ＋ 4.2年 |
| 4位 | サイクリング | ＋ 3.7年 |
| 5位 | スイミング | ＋ 3.4年 |
| 6位 | ジョギング | ＋ 3.2年 |
| 7位 | 柔軟体操 | ＋ 3.1年 |
| 8位 | エクササイズ | ＋ 1.5年 |

ですが、テニスやバドミントン、サッカーなど「誰かと一緒に行うスポーツ」が上位3位を占め「ひとりでもできるスポーツ」が4位以下という結果が出たことはとても興味深いものです。

## 病気でなければ本当に健康なの？

「健康」という言葉を聞くと、多くの方が「体の健康」をイメージします。体はもちろん健康の基礎ですが、本来の「健康」の意味というと、WHO（世界保健機関）では次のように定義されています。

**「健康とは、病気でないとか、弱っていないということではなく、肉体的にも、精神的にも、そして社会的にも、すべてが満たされた状態にあることをいいます」**

※日本WHO協会訳

体も、心も、あなたの今の環境や人との関係性も、すべて「満たされた状態」が健康です。

「あなたは今健康ですか？」と聞くと、病気でなければ「健康です」と答える方がほとんどです。でも具体的に聞いてみると、肩こりや腰痛があったり、お腹周りのぜい肉が気になっていたり、なんとなく体がだるい、うつうつするなど何かしら問題を抱えています。そのくらいは仕方ない、とどこかであきらめているのでしょう。

病気ではないから大丈夫、なのではなく「満たされた状態」になるようにもっともっと健康に対してどん欲になってほしい、と考えています。

体のためにひとりで黙々と運動する方も増えてきましたが、それが精神的に楽しくないなら、他の運動を選択したり、やり方を工夫したりすればいいんです。

先程の研究では、毎日決められた時間に取り組むのではなく、休日に楽しみながらスポーツをする程度でも結果が出ていました。人と関わることによって脳の活動量が増え、幸せホルモンと呼ばれるオキシトシンの分泌も増えることもわかっています。

これからは「体の健康」だけでなく、誰かと楽しみながら長く続けられる運動を選んでいく時代なのかもしれません。

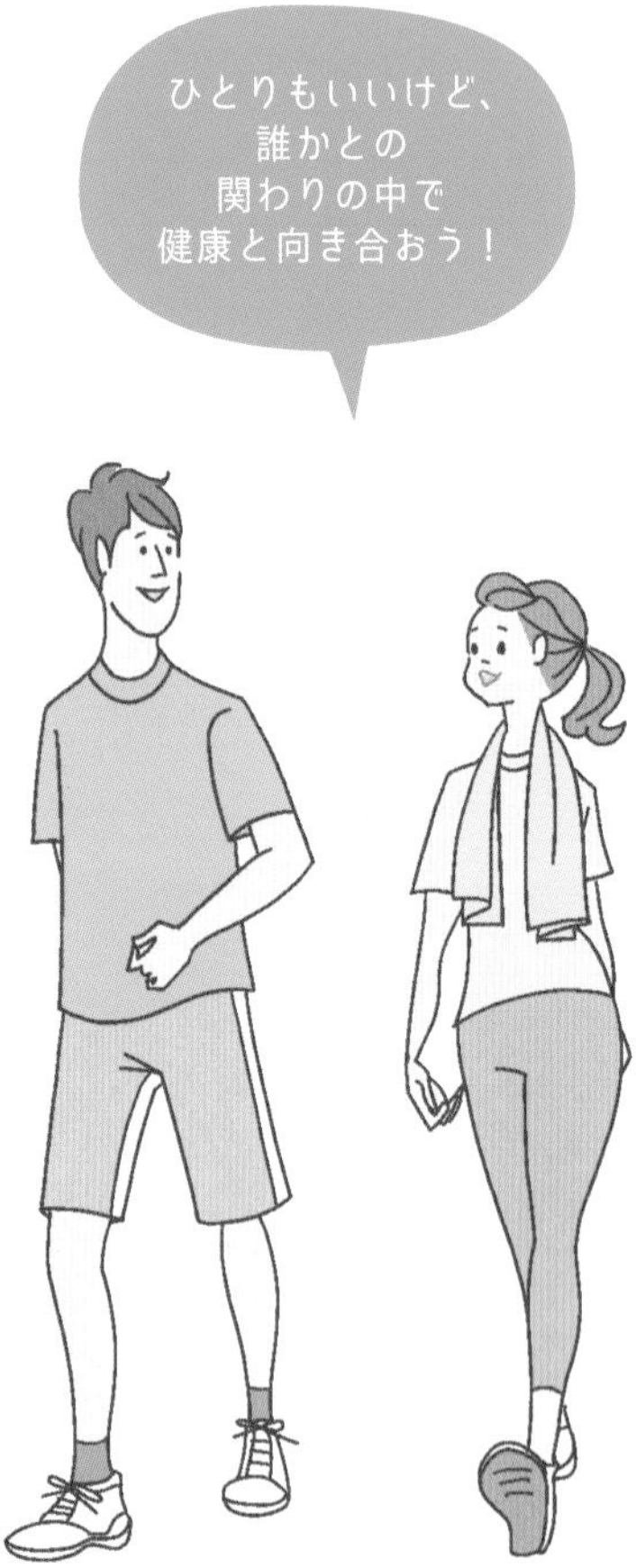
ひとりもいいけど、
誰かとの
関わりの中で
健康と向き合おう！

# 「ふたりウォーク」で健康をわかち合おう

## 運動が苦手な方でもふたりウォークで劇的に変わる理由

私のウォーキングレッスンは
「昔から運動が苦手」

「スポーツはやってこなかった」

という生徒さんが9割を占めます。

運動が苦手な方というのは、「自分の体がどう動いているかをイメージするのが苦手」な方です。

イメージトレーニングという言葉をご存じの方も多いと思いますが、一流のスポーツ選手は自分の体がどう動いているのかを細部までイメージすることができます。だから、フォームがブレないし、試合の中で微調整ができるのです。

運動が不得意な方は、体を動かす以前にこのイメージが苦手なため、何度やってもうまくいかない、コツがつかめず上達が難しいと感じます。

また、実際に動かした範囲と、自分の感覚の間にズレが生じていることもあります。例えば両手を真っすぐ上に伸ばしているつもりでも、鏡で見ると少しひじが曲がっていたり、片方の手が斜めになったりする場合などです。

このような方は、1つ1つの動きを誰かにチェックしてもらうことで、体の動かし方が劇的に変わるのです。自分の動いた範囲や力の入れる場所を理解しながら歩くことで、あっという間にフォームが改善します。

## お互いのクセをチェックできるからうまくいく

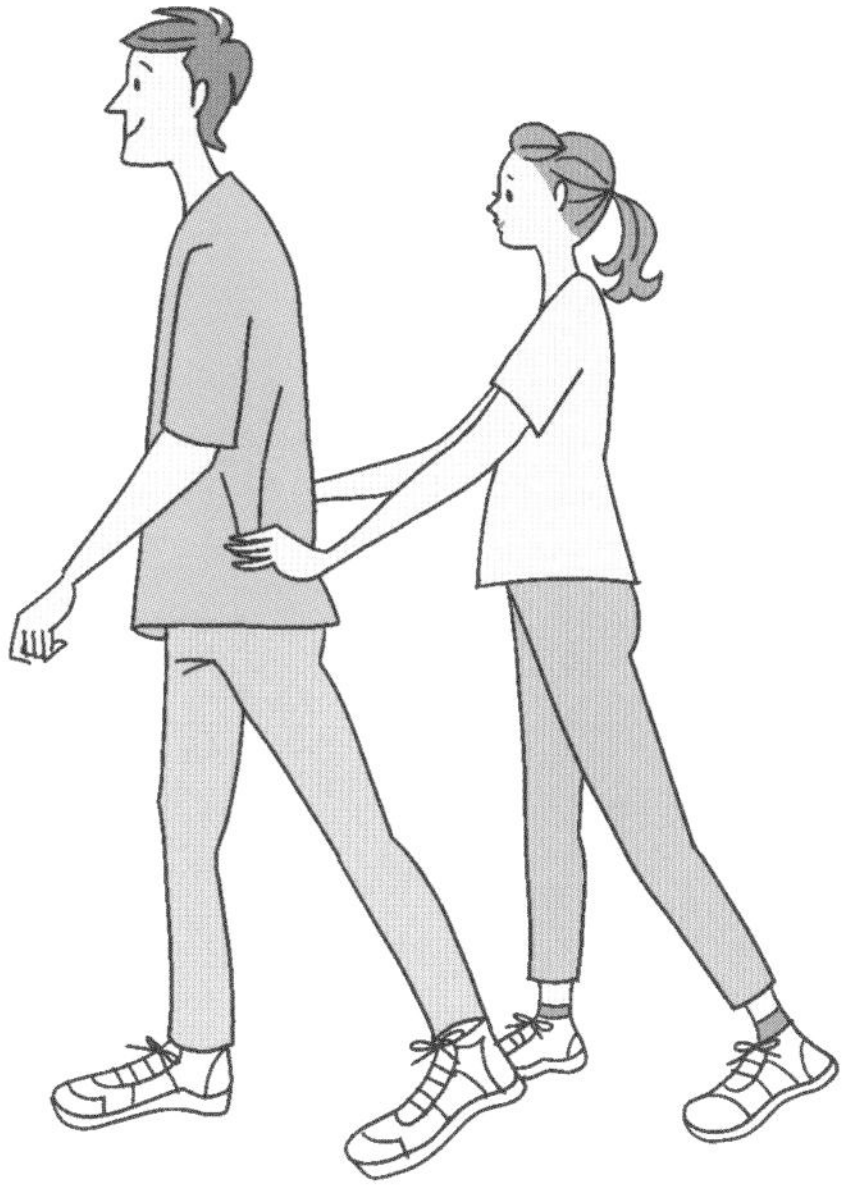

私のグループレッスンはいつも最大6名の少人数制で行っていますが、これは1人ひとりのフォームを確認できるギリギリの人数です。人の動作にはクセがあって、どうしても「ふだんから使いやすい筋肉」を使って、「ふだんから使いにくい筋肉」はあまり使いません。ヨガや筋トレなどで指導者のやり方をマネするだけでは思うようにいかない理由もここにあります。

クセを見極めるのはひとりではなかなか難しいものです。ふたりウォークでは、お互いに歩き方のフォームをチェックし合います。

体のチェックポイントを理解し、自分の体のどの部分がどの方向に動いているか、どの位置に動かすことが苦手なのかがわかると、今までできなかったことがウソのように、自分の思い通りに体を動かすことができるようになります。

## 健康でいてほしい人とやるからうまくいく

コミュニケーションの多い夫婦ほど、健康的で幸せであるという事実は最近では一般的になりました。逆に、夫婦は同じ生活習慣病になりやすい、というデータもあります。健康のために何をするかお互いに話し合ったり、一緒に実行したりすることが健康につながるのです。

ひとりでもくもくと歩くのももちろん構いません。でも、誰かと一緒に、一番効果のあるフォームを身につけながら、コミュニケーションを取って歩く。楽しく続けていたらいつのまにか体も心もその人との関係性も健康になっている。

ふたりウォークで得てほしいのは、そんな状態です。

具体的なフォームやチェックの方法は2章でお伝えしますが、まずは改めて、誰とウォーキングしたいか、そしてあなた自身がどんな状態になりたいのかを考えてみてください。

Column

# 幸せと健康の関係って？

平均寿命の延長に伴って「幸せ」に関する研究が世界中で行われるようになりました。「幸せな人は健康で、健康な人は幸せである」こともわかってきています。

健康な人が幸せなのか、幸福を感じられる人が健康になるのか、どちらが先かという論点はいまだにありますが、健康な人ほど充実した毎日を送りながら幸せに長生きしていることが、データとして発表されています。

そしてその中でも注目したいのは、ハーバード大学の80年にもわたる研究[3]で、家族や友人と深い関係を築いている人ほど、幸福を感じて健康を維持しているという結果が示されています。関係を築く人の数ではなく、信頼関係の深さが重要だそうです。

「ふたりウォーク」は文字通り、ふたり（もしくは3人以上）で一緒に歩く健康方法です。信頼できる人や関係を深めたい人と一緒に歩く習慣を持つことが、これからの時代の幸せな健康づくりと考えています。

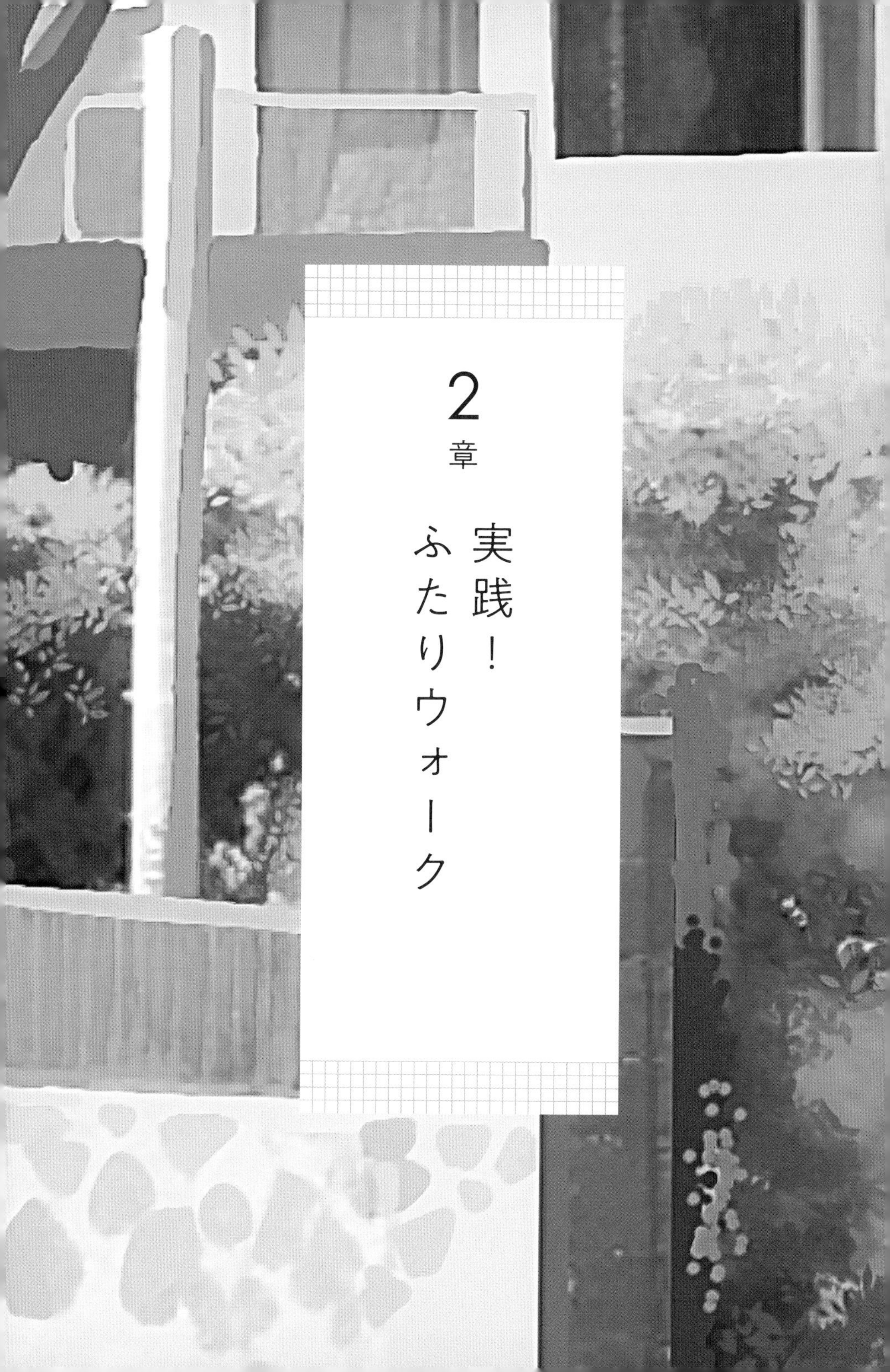

# 2章
# 実践！ふたりウォーク

# 姿勢も体型も変わる【ふたりウォークの始め方】

1

ひとりがガイド役になり、
相手の姿勢とフォームをチェックします

2

まずは、基本の立ち姿勢をチェック

↓

骨格のゆがみやクセを確認しよう

3

猫背・巻き肩・反り腰など
相手や自分の気になる点を見つける

↓

症状別の歩き方を試そう

4

お悩み別のチェックポイントを
お互いに伝え合って改善しよう

# 〔ふたりウォークのメリット〕

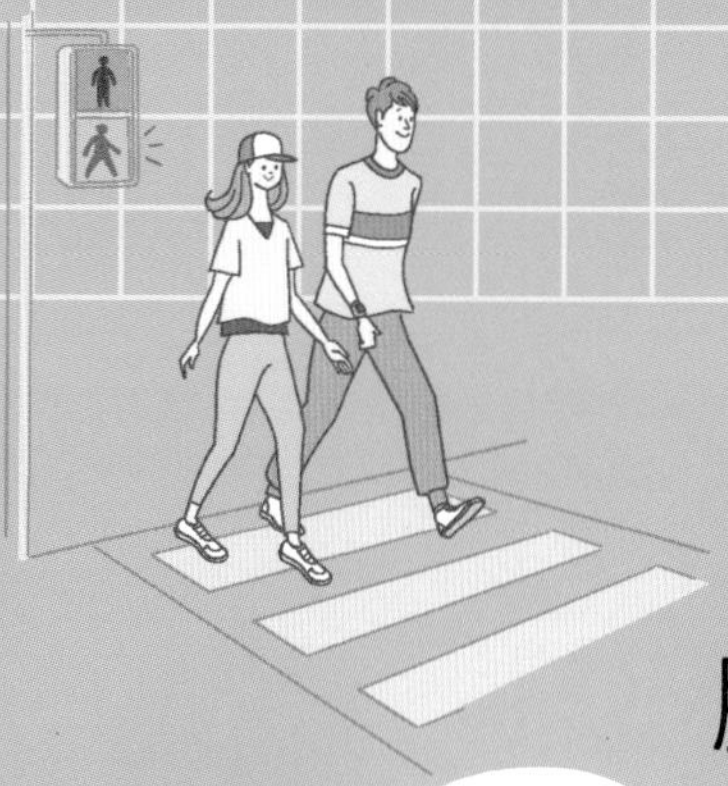

## 脳が若返る

会話しながらのウォーキングで脳が活性化！

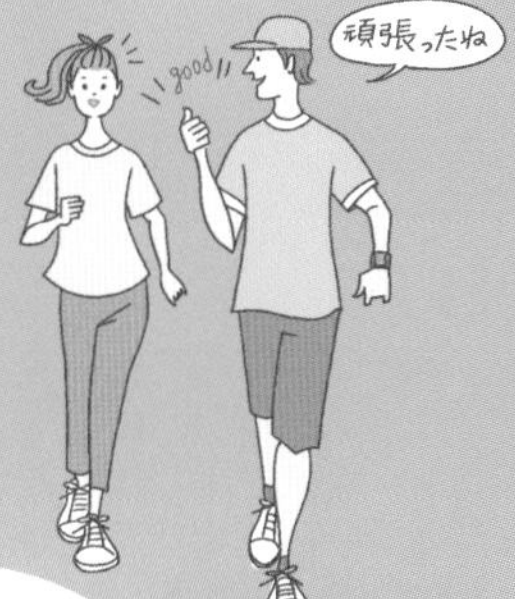


## 幸せ度アップ！

親しい人とのウォーキングは幸せホルモンが分泌される

## 姿勢がキレイに

ひとりがガイド役になりフォームを見ることで歩く姿もどんどん変わる！

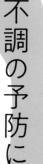

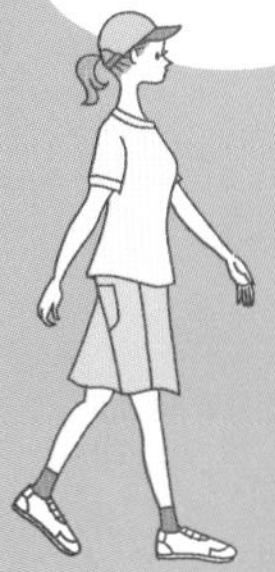

## 楽しく継続しやすい

ひとりだとさぼっちゃうという人もふたりなら続けやすい

## 不調の予防に

歩き方の工夫で症状別に予防を

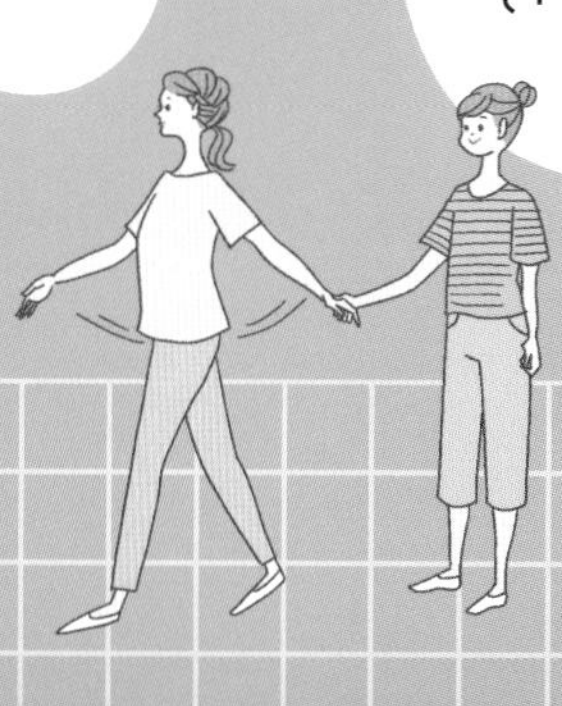

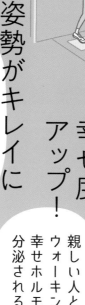

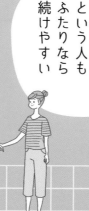

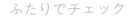

# 1 立ち姿勢のチェック編

## 横からチェック

ふたりでチェック

下のポイントと1つ上のポイントを比較する。

例：肩に対して耳たぶ

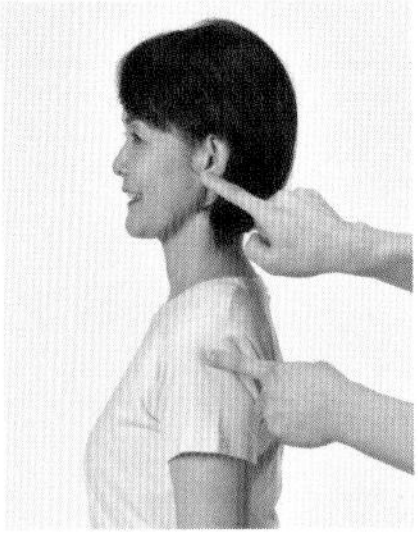

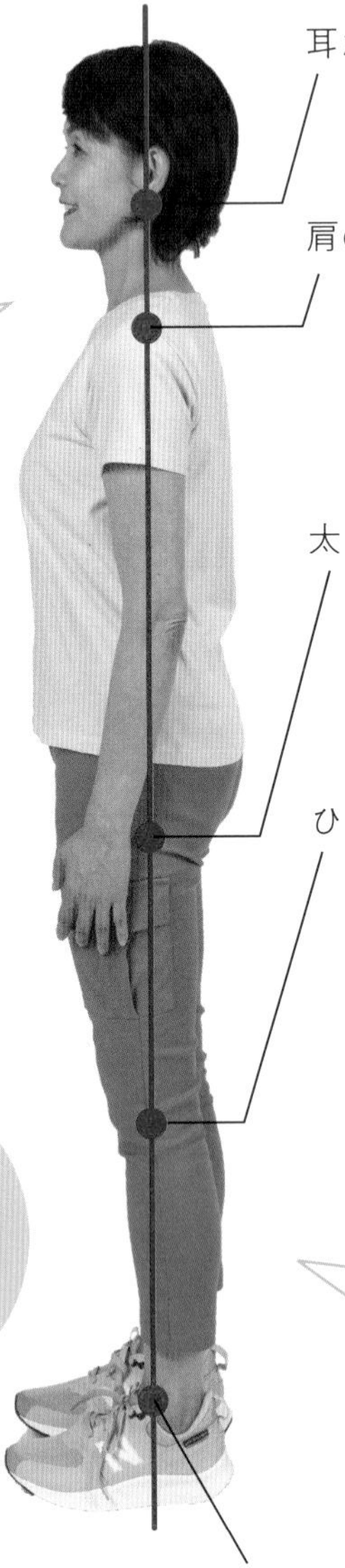

耳たぶ
肩の中心
太ももの中心
ひざの前$\frac{1}{3}$
くるぶしの2cm前


ふたりでチェック

例：くるぶしに対してひざ

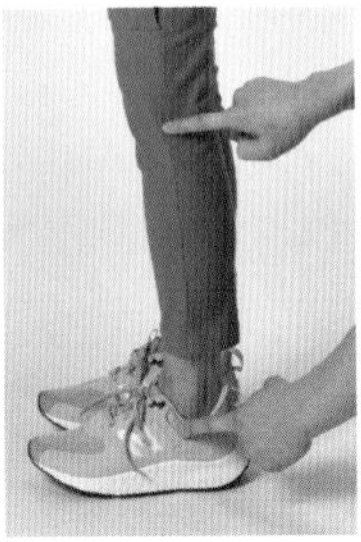

ふたりウォークでよい姿勢が重要な理由

- 見た目がきれいになる
- 体の一部にだけ負担がかからなくなる
- リラックスして動きやすくなる

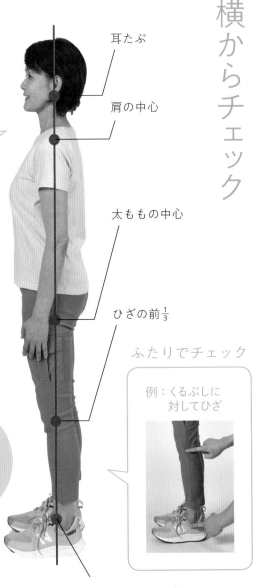

## 日本人に多い！ 骨盤と背骨で見る悪い姿勢3タイプ！！

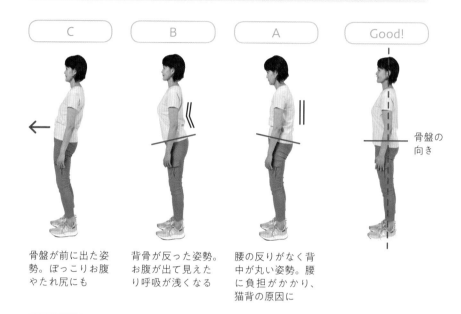

C

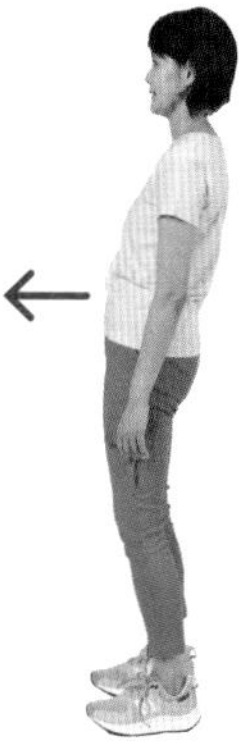

骨盤が前に出た姿勢。ぽっこりお腹やたれ尻にも

B

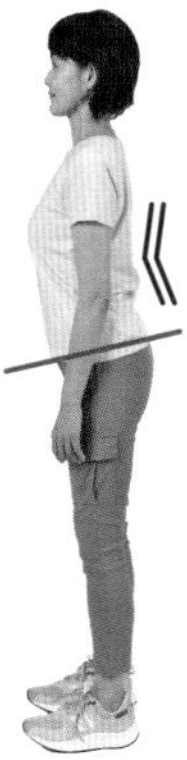

背骨が反った姿勢。お腹が出て見えたり呼吸が浅くなる

A

腰の反りがなく背中が丸い姿勢。腰に負担がかかり、猫背の原因に

Good!

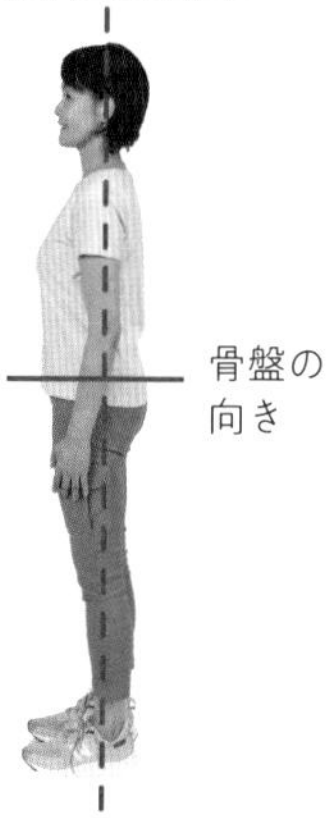


## タイプ別改善方法！！

### Cの改善

一直線のまま、足指が浮かない位置まで戻す

体を一直線にし、かかとに体重を乗せる

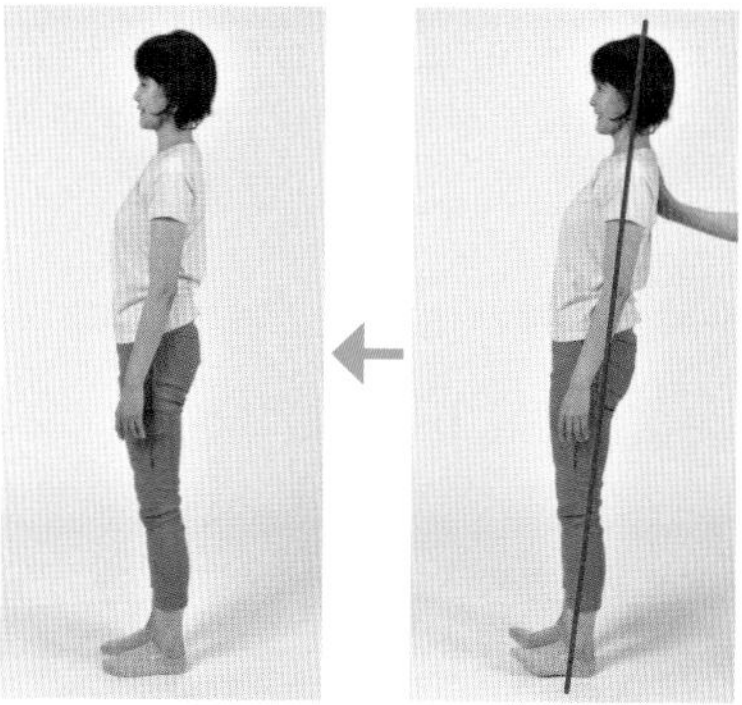

### A / Bの改善

背骨の腰の部分を触って、ゆるやかなカーブかをチェック

A →お尻を少し後ろに突き出す

B →お腹を引っ込める

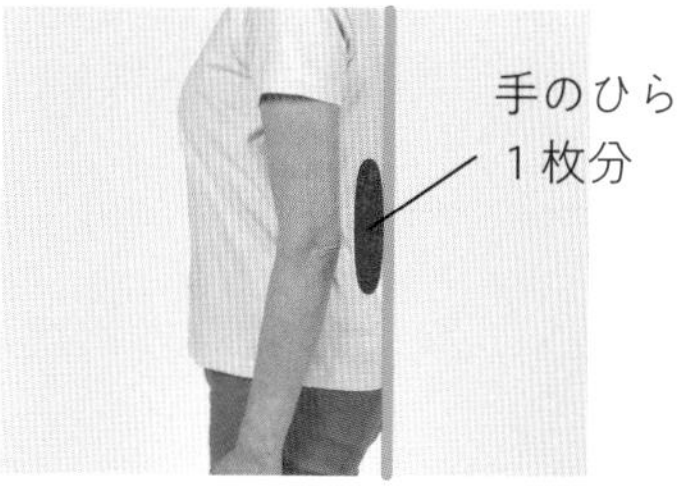


理想は壁に背中をつけて立ち、腰と壁の間に手のひら1枚分のすき間がある程度のカーブ

# 前からチェック～腰から下

## 脚のライン

O脚

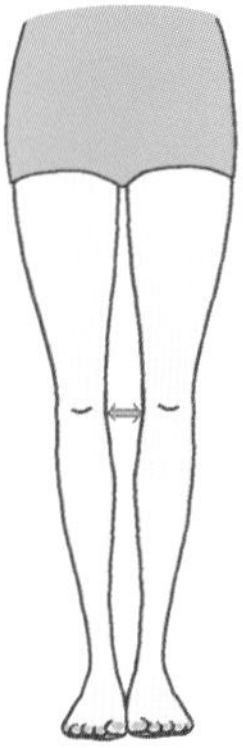

両ひざの間が
2 cm 以上

X脚

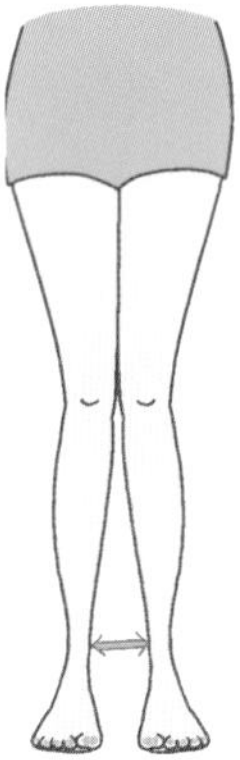

くるぶしの間が
2 cm 以上

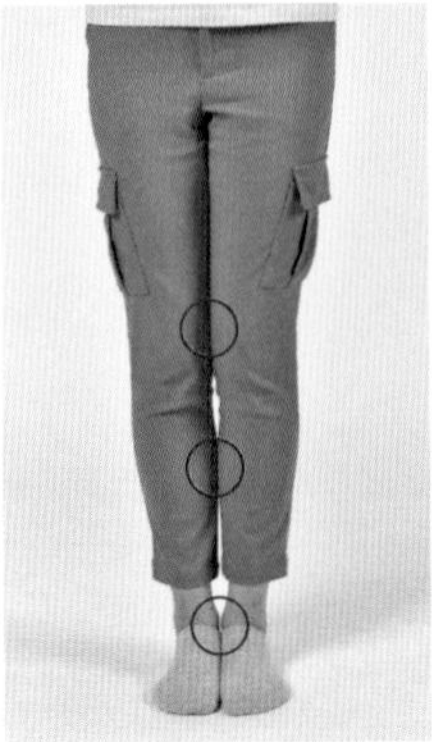

脚を閉じ
1 ひざ上
2 ふくらはぎ
3 くるぶし
の3カ所がくっついている

**同じO脚でも「ひざの向き」によって注意することは違うよ！**

ひざの向きチェック

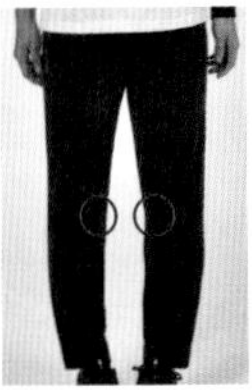

ひざ内向き
O脚

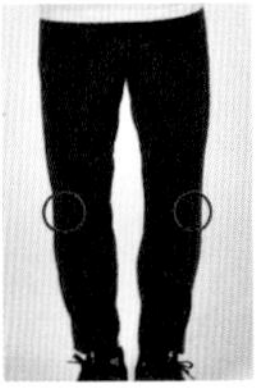

ひざ外向き
O脚

ひざが内向きの人が無理に両ひざをくっつけようとすると逆効果

### 改善法

1

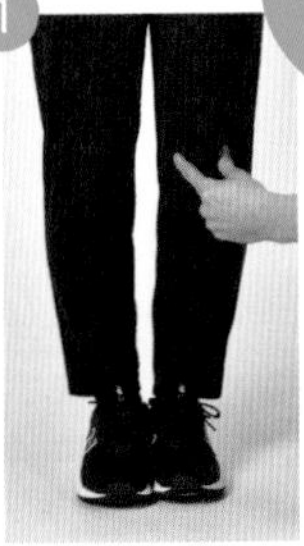

ひざの両端を持って位置を確認！

2

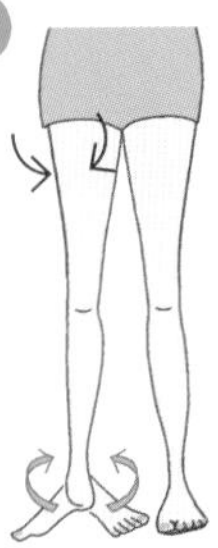

ひざのお皿が動きにくい向きに向くように、脚のつけ根から内外に動かすエクササイズ

# 前からチェック～上半身

## 手の向き

○

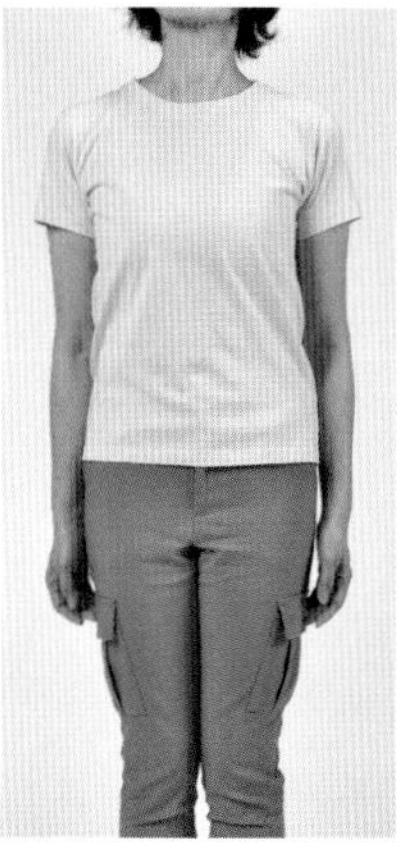

手の位置は
太ももの横
手のひらの向きは
太もも側

×

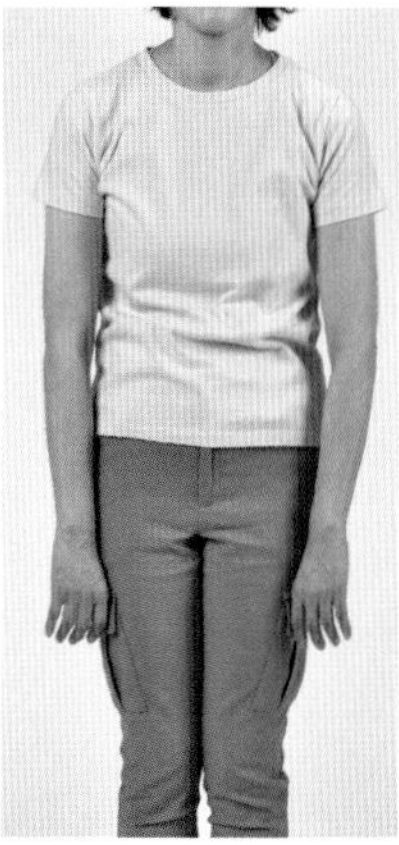

手が太ももより前
手のひらの向きは
後ろ

## 鎖骨の向き

○

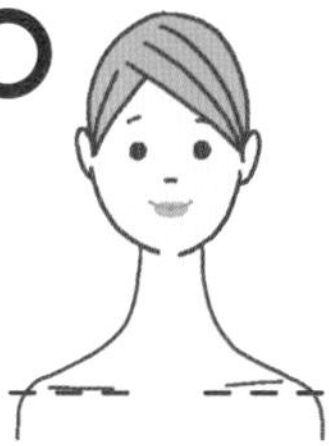

中心から肩まで引いた線が真っすぐ～外側が指2本分くらい上

×

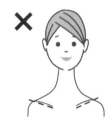

それ以上外側が上がっていると上がりすぎ

## 改善法

1. 手のひらを外に向けながら、胸を開いて3秒
2. その後力を抜いて、すっと手を下ろす

習慣にすると鎖骨周りや手がリラックスしやすくなる

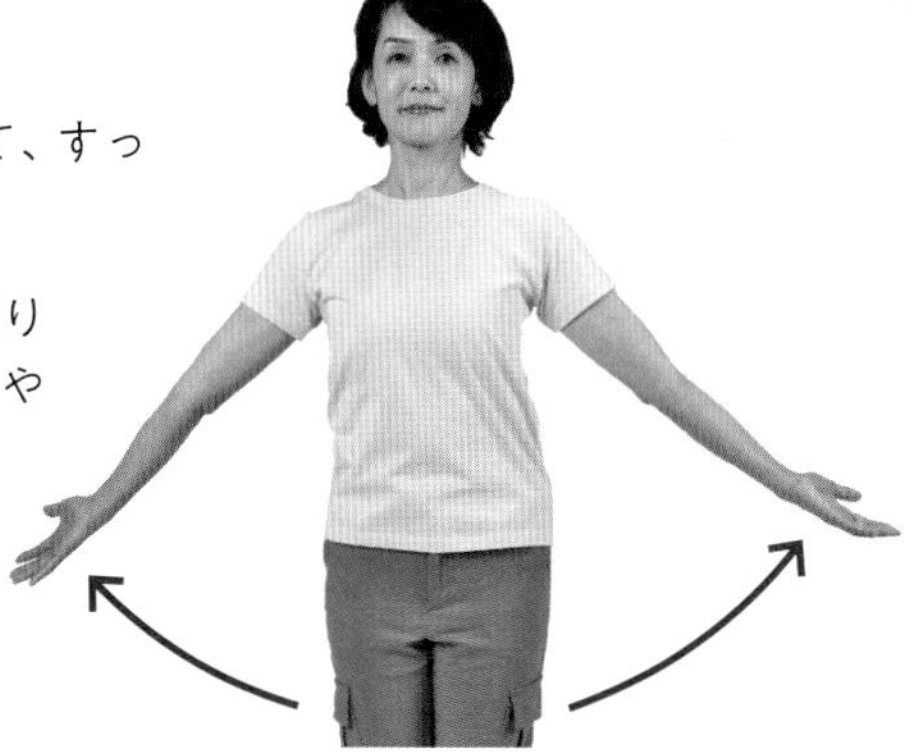

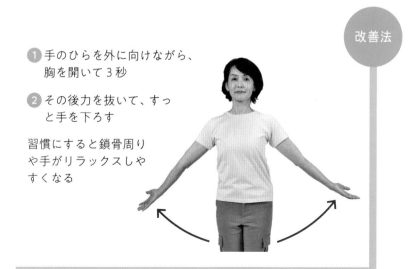

# ウォーキング前に効果的な呼吸のチェック

## 1. お腹と胸がふくらむ？

鼻から：４秒で息を吸って
口から：口を「う」の形にして８秒で吐く

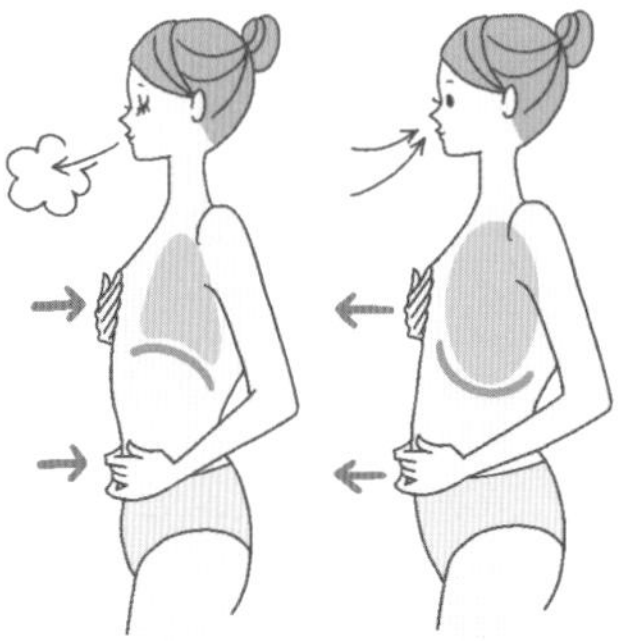

胸とお腹に
手を当てて深呼吸！
↓
吸ったときにふくらんで、吐いたときに凹めばOK！

## 2. 肋骨が動く？

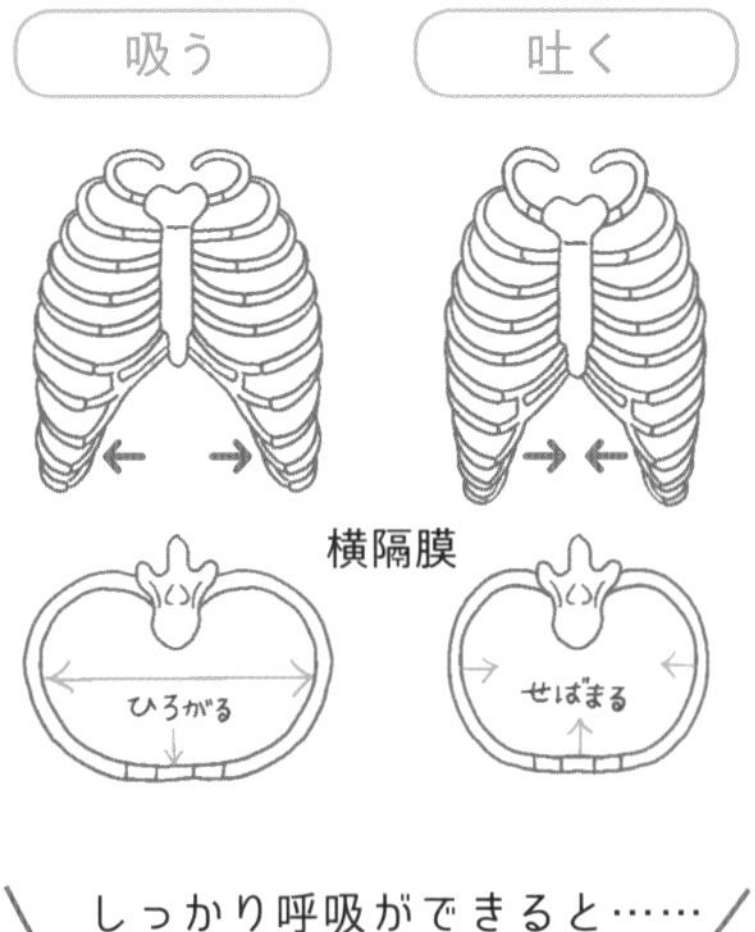


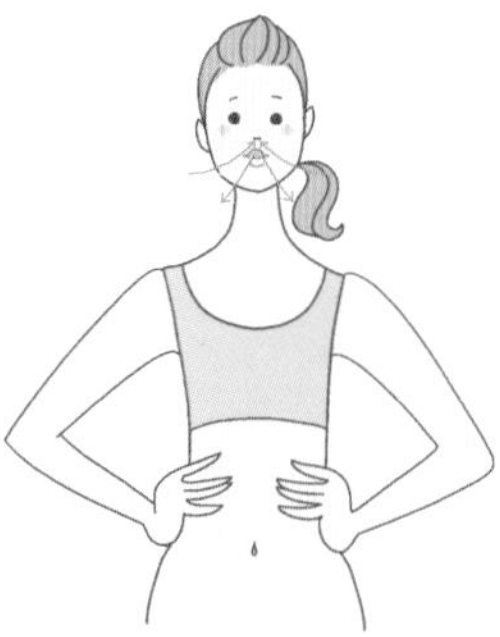

両手を肋骨に
当てて深呼吸！
↓
吸ったときに横にふくらんで、吐いたときに縮めばOK！

しっかり呼吸ができると……

リラックスしやすい！

有酸素運動の効率アップ！

## 知ってる？　息を吸ってお腹がふくらむ仕組み

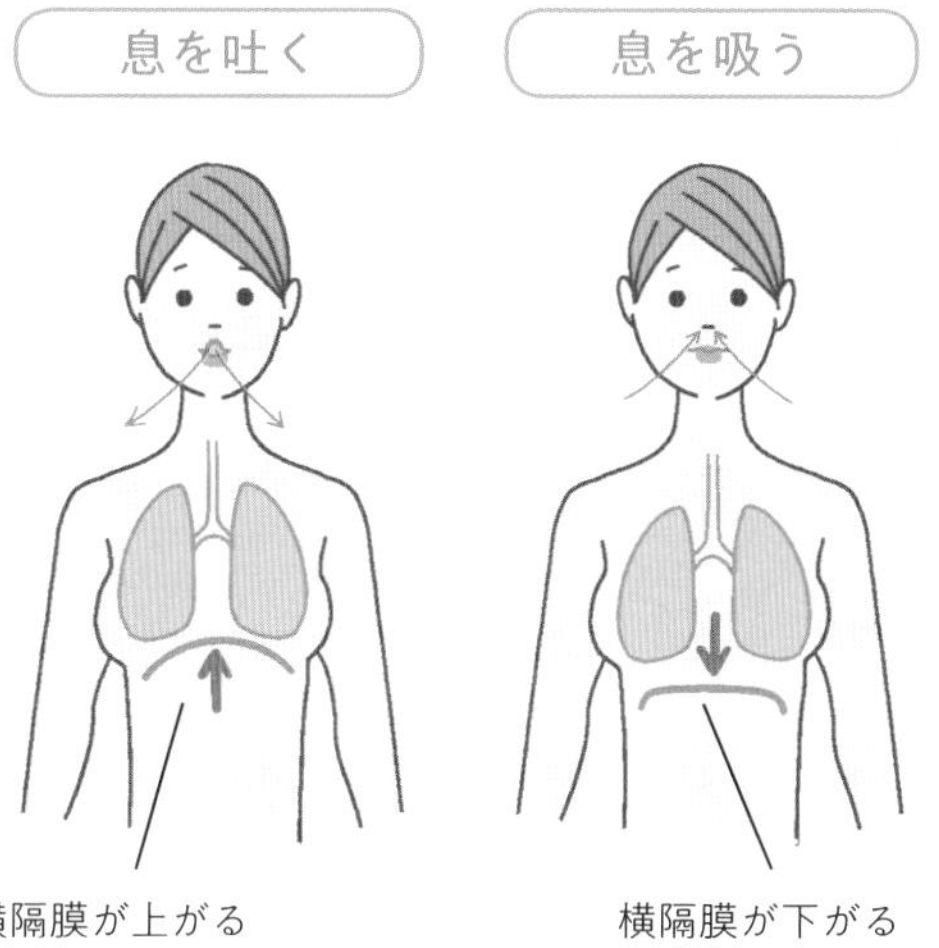


### 横隔膜って？

焼肉でいうと「ハラミ」の部分。「膜」と書いてありますが、薄っぺらいものではなく筋肉です。なので、使わないと衰えるし、使えばちゃんと動きは改善します。

息を吸って肺がふくらむと「横隔膜」が下がります。お腹がふくらむのは、空気がお腹に入っているわけではなく、横隔膜が下がることによって腹圧が高まっているから

### 改善法

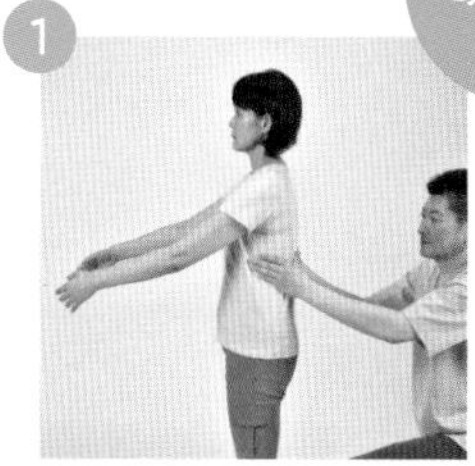

1 息を吐くと同時に、両手で肋骨を縮めます

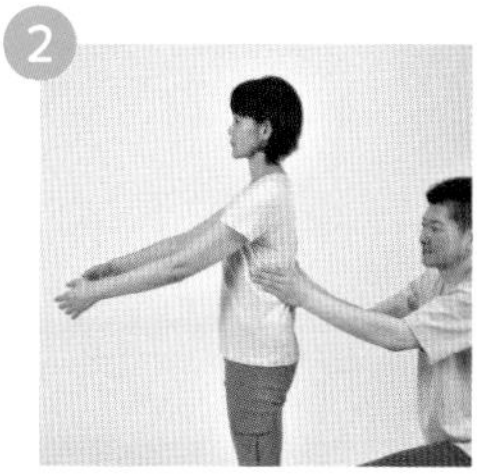

2 手の力を抜き、手を当てている部分を意識しながら鼻からゆっくり吸い込みます。肋骨の動きを確認して

最初は1回に3呼吸程がおすすめ！ やりすぎるとクラクラすることもあるから注意！

ふたりでやっても、自分で両手を肋骨に当ててもＯＫです

# スマホ首
# 首の後ろつかみ歩き

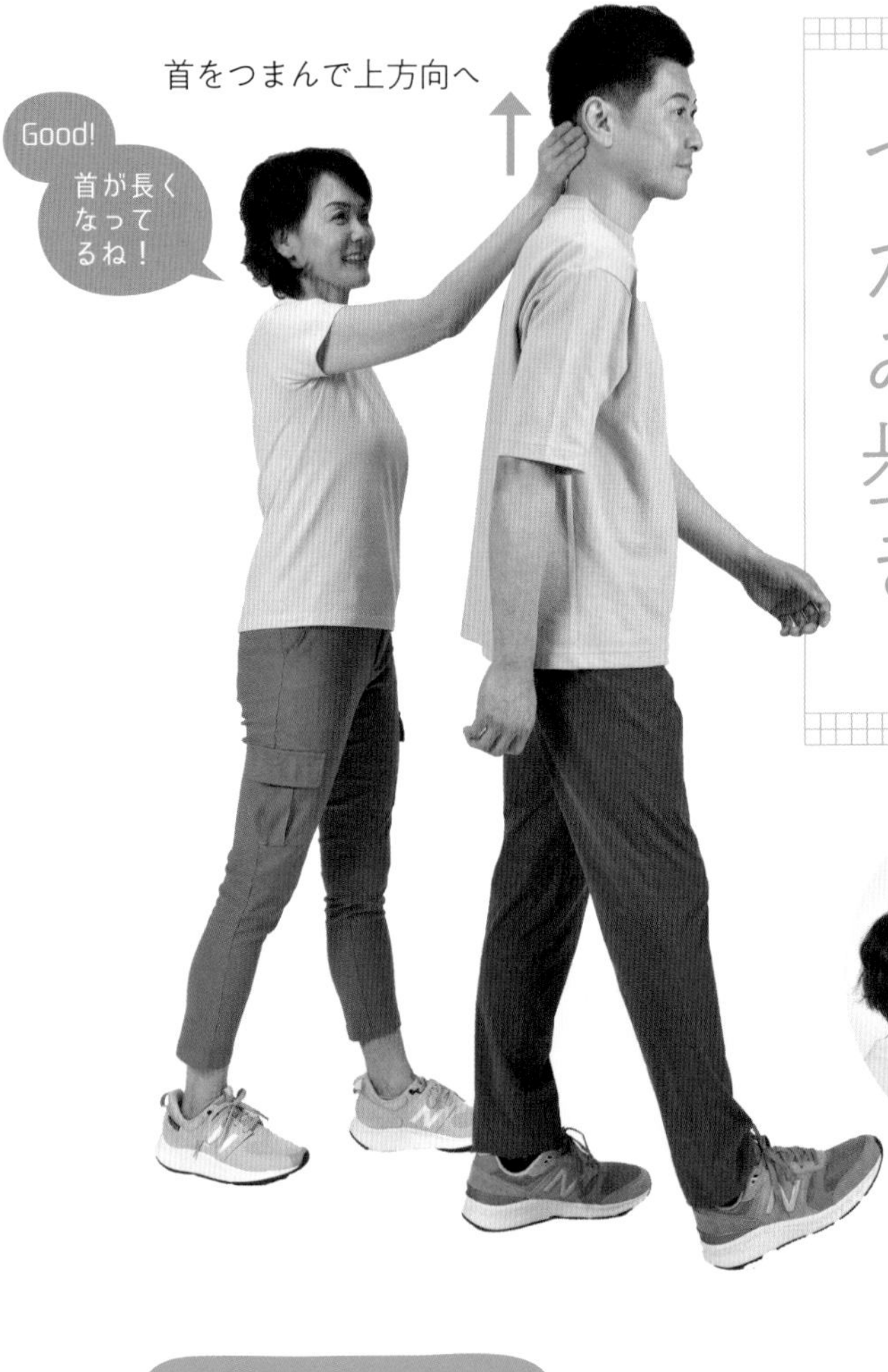
首をつまんで上方向へ
Good!
首が長くなってるね！

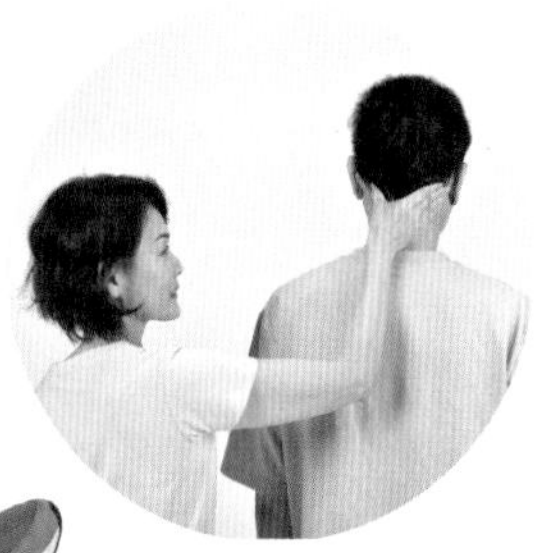

ガイド目線チェック

- ✓ 頭が前に出ていない(耳たぶと肩が一直線)
- ✓ 二重あごになっていない
- ✓ 体が後ろに反っていない

## スマホ首は頭痛・めまいの原因になる

頭の重さは4～6kgで、大玉スイカくらいの重さがあります。そして、その重い頭を支えているのが首です。

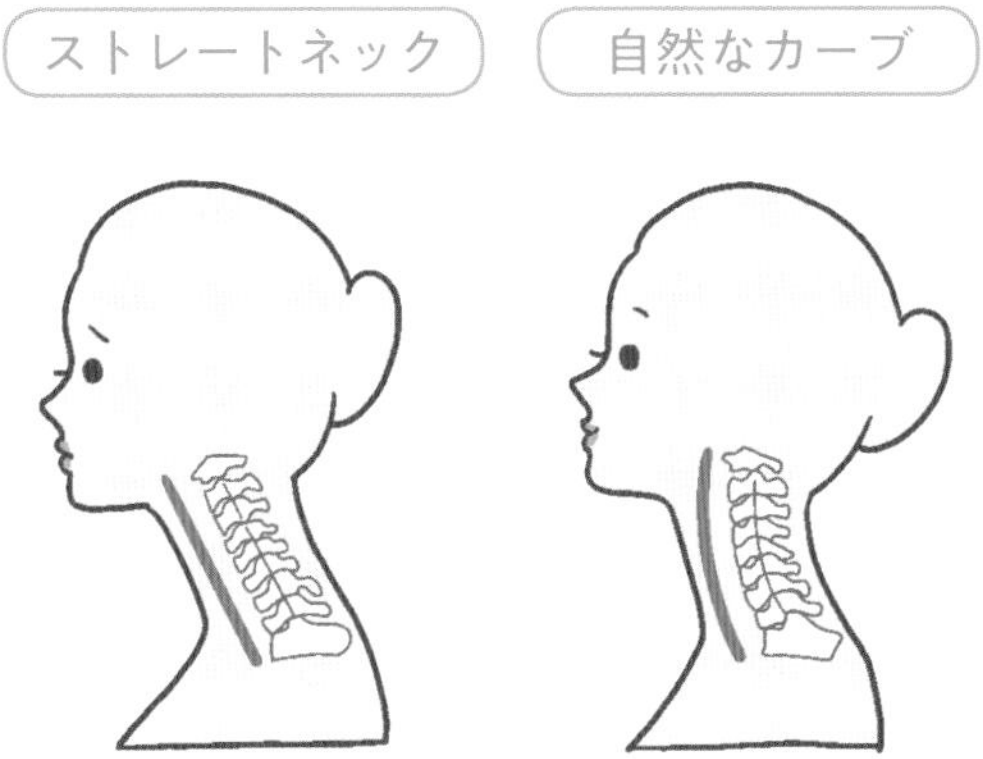


首は、本来は前に凸のゆるいカーブを描いています。このカーブがなくなり、顔が前に出た状態を「スマホ首」や「ストレートネック」と呼び、肩こりや目の疲れだけでなく、頭痛や自律神経にも影響します。

首が前に出るほど首の負担は増え、垂直線に対して首の角度が30度になると18kg、首の角度が45度だと約22kgを超えるといわれています。

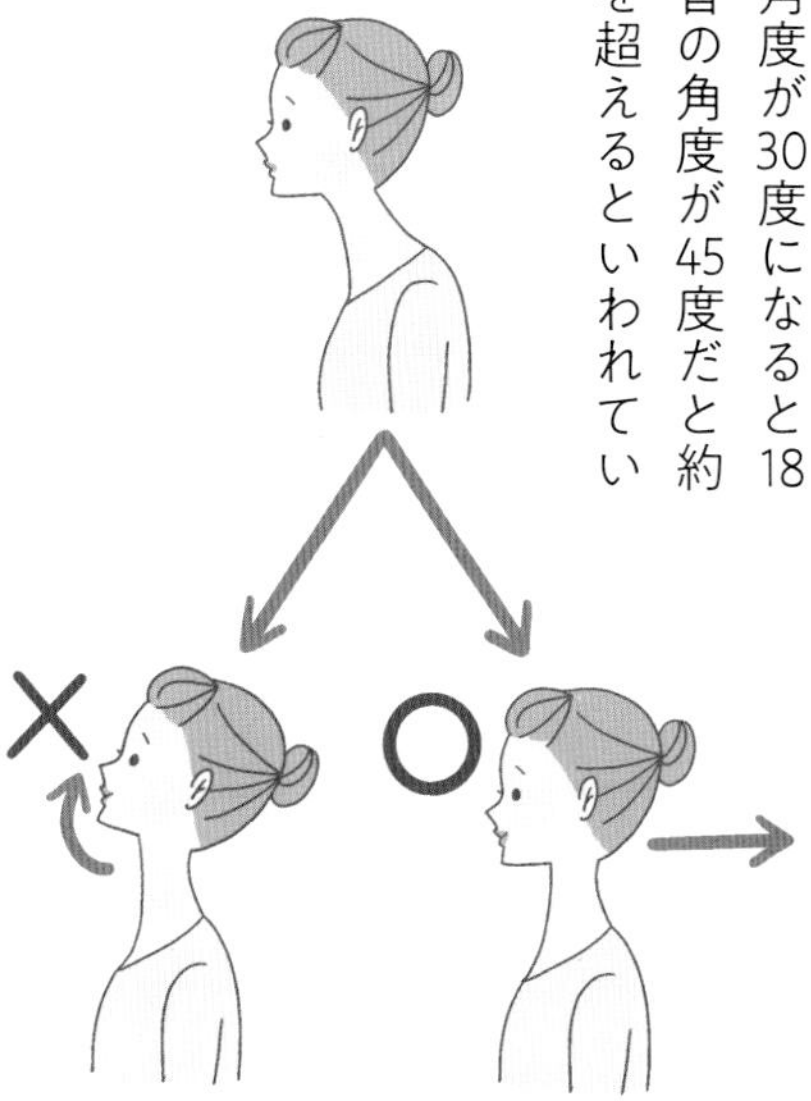

## ×上を向く
## ○首を長くしてあごを引く

前に出てしまった頭を戻そうとつい「ぐっ」と後ろに引いたり、上を向いたりしてしまいがちですが、逆に首に負担がかかってしまいます。目的は首のカーブを取り戻すことです。

二重あごにならない範囲であごを引く意識で行いましょう。

# 猫背
# 肩甲骨よせ下げ歩き

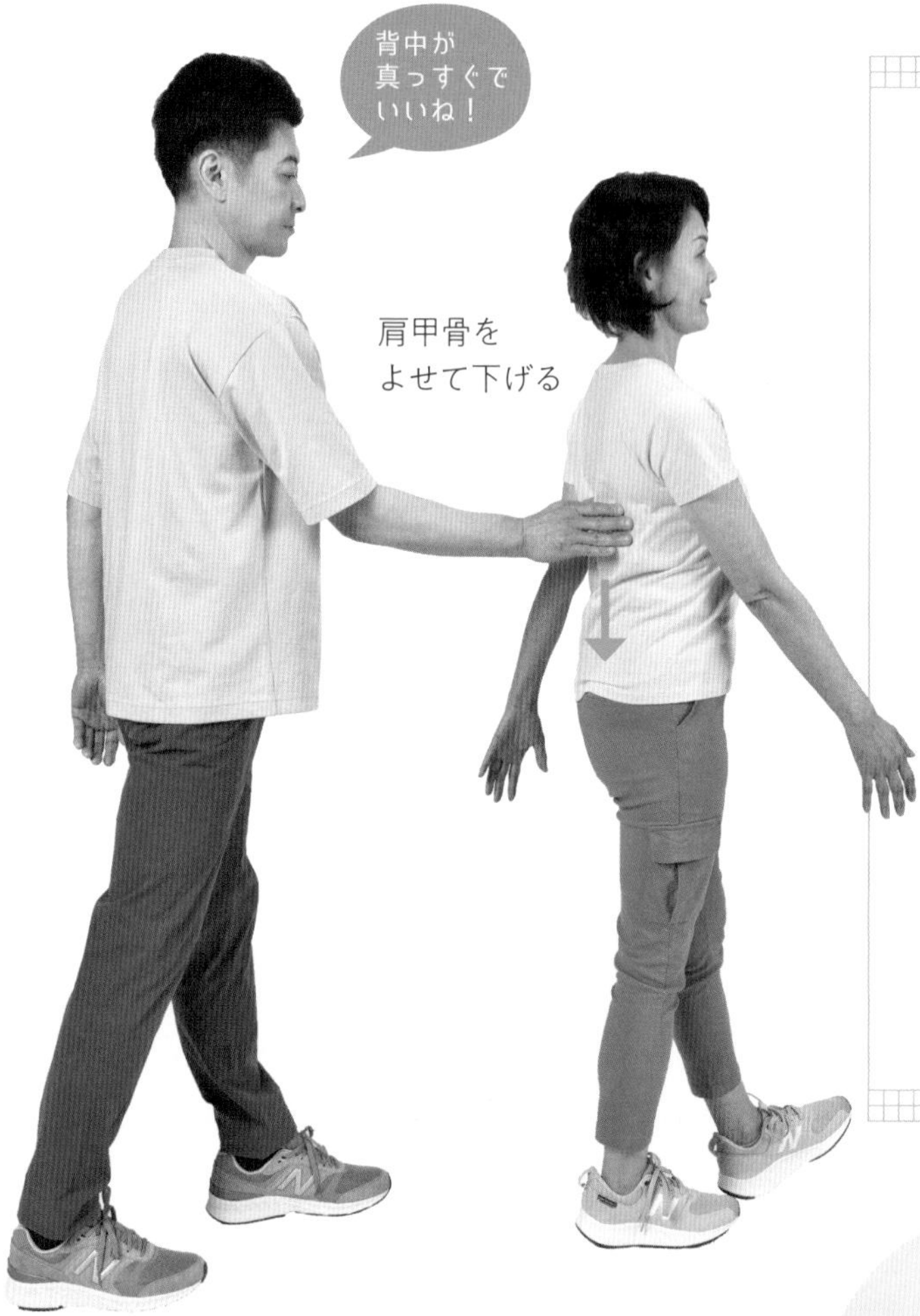
背中が
真っすぐで
いいね！
肩甲骨を
よせて下げる

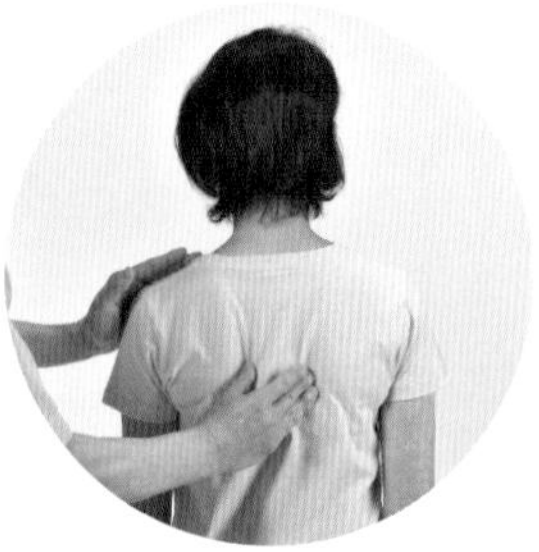

**ガイド目線チェック**

- ✓ 肩甲骨の間が開きすぎていない
- ✓ 肩が上がっていない
- ✓ 体が後ろに反っていない

## 結局猫背って何が悪いの？

子どものころから「背筋伸ばして」と一度は言われたことがあると思います。見た目がよくないのはもちろんですが、背骨の形には大切な役割があるのです。

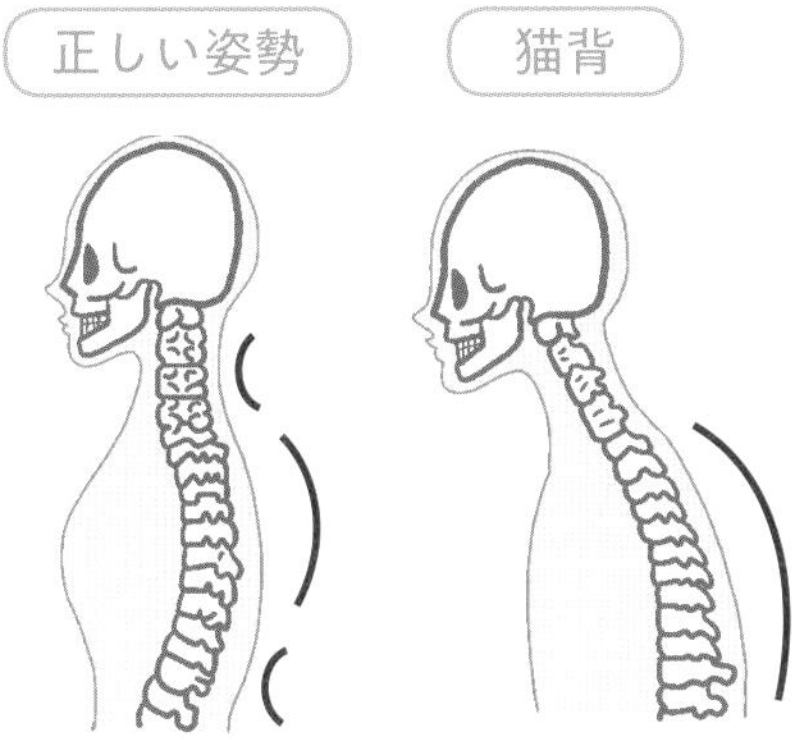


ジャンプをしたり、歩いたり、床からの衝撃があったりしたとき、上図のようなS状カーブによって負担を和らげています。

猫背はこのカーブが崩れて、胸～首にかけて丸くなった状態です。背骨に負担がかかり、肩こりや腰痛にもつながります。

## 猫背は肩甲骨の位置チェック

背中が丸くなっていると左右の肩甲骨が離れて上がることが多くなります。背中を伸ばすとともに肩甲骨をよせて下げる意識を持ちましょう。

正しいライン

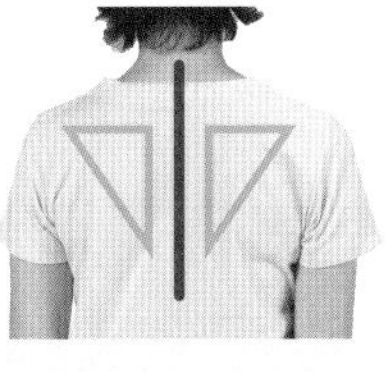

- 肩甲骨の内側のライン（三角形の縦ライン）が背骨と平行
- 背骨と肩甲骨の内側との距離は、

女性で５～６cm
男性で７～８cm

が目安

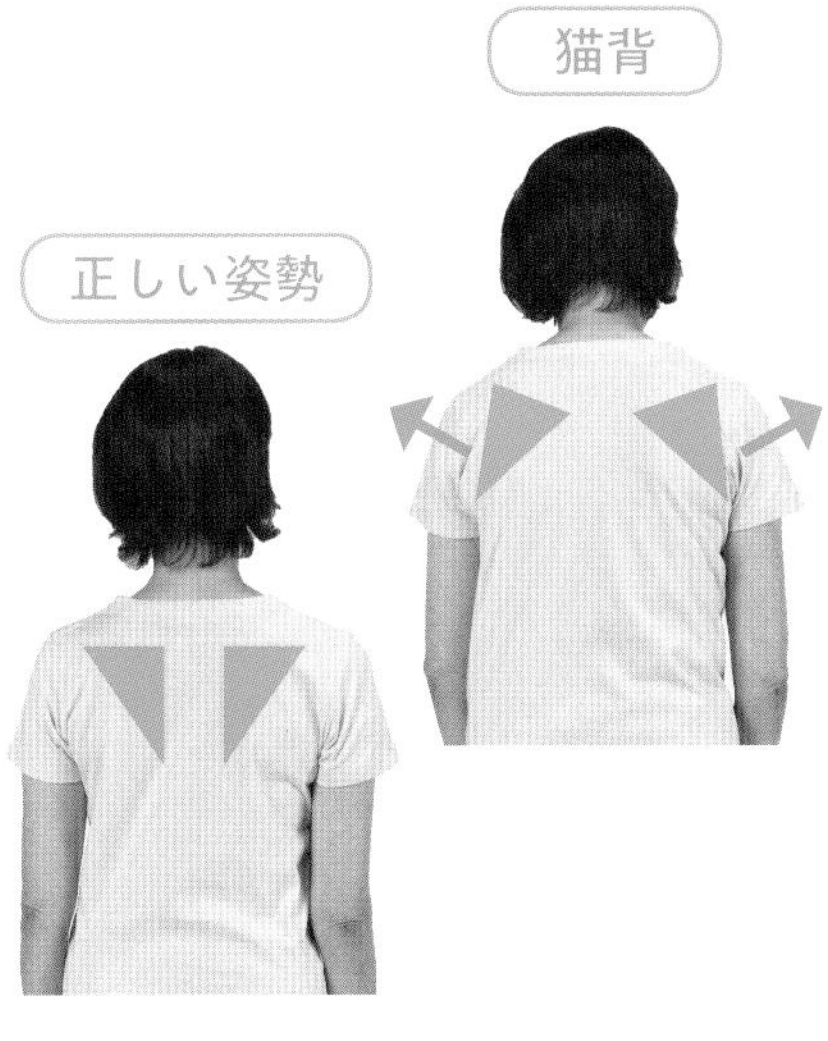

## 巻き肩

# 親指を外に向ける

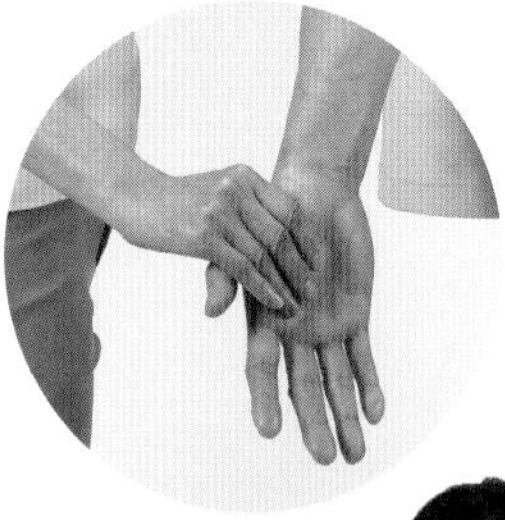
親指を
開くように
外に向ける

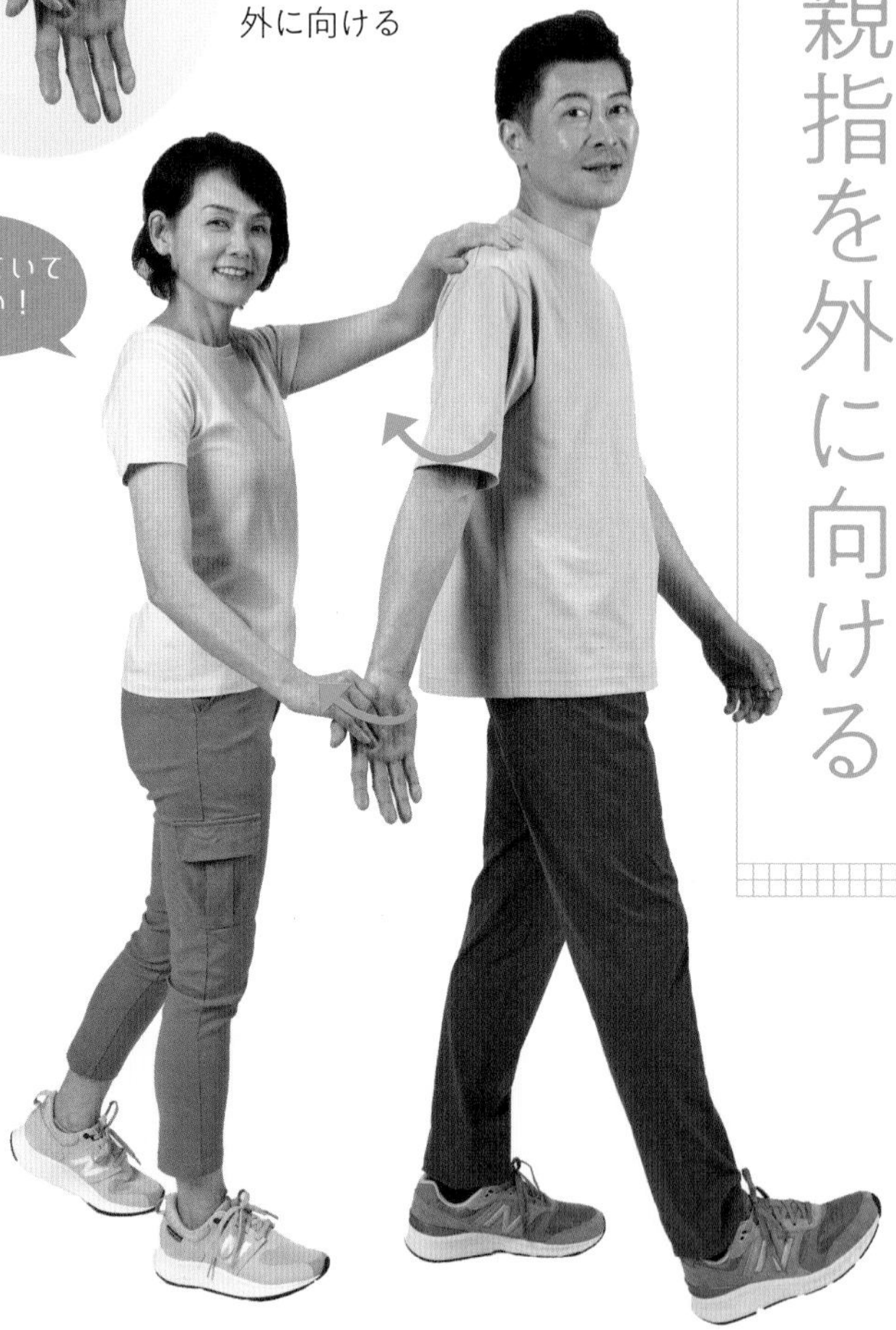
胸が開いていて
かっこいい！

**ガイド目線チェック**

- ✔ 手が体より後ろにあるか
- ✔ 胸は開いているか、腰は反っていないか
- ✔ 肩に力が入っていない（肩が上がっていない）

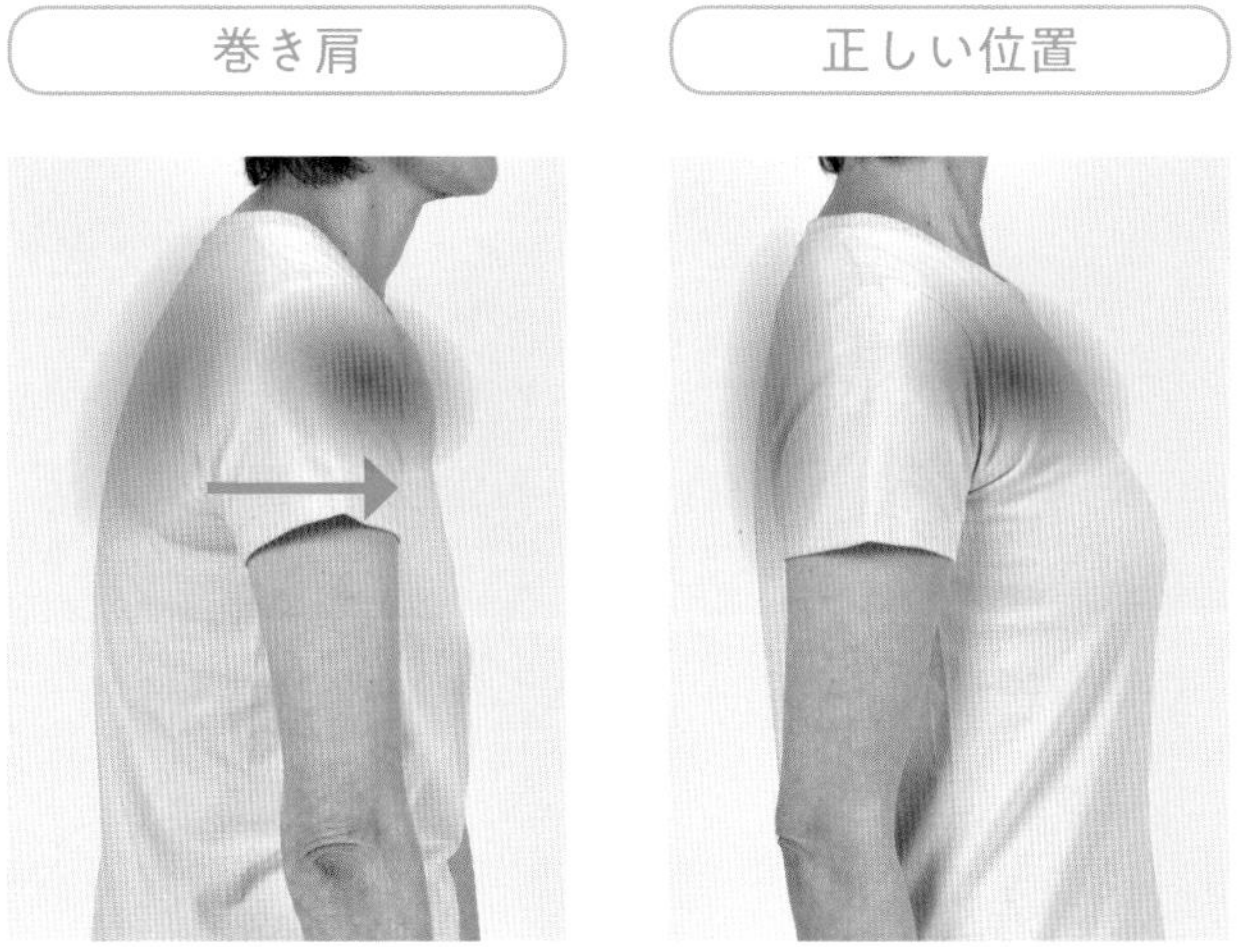


赤・・胸の前の筋肉
青・・背中の筋肉

## 巻き肩の人が硬くなる部分は？

ずっと巻き肩の状態でいると胸の前の筋肉（上図の赤い部分）が硬くなっていきます。

硬くなると、腕が肩よりも前に出て、手のひらも後ろを向きます。

## 弱くなる部分は？

腕が前に引かれると、使いにくくなるのが背中の筋肉や腕から肩甲骨に伸びている筋肉(上図の青い部分)です。

使いにくい状態が続くとその部分がむくみやすくなり、女性の悩みに多い

❶ **背中のはみ出し肉**
❷ **二の腕のプルプル**

などにつながります。

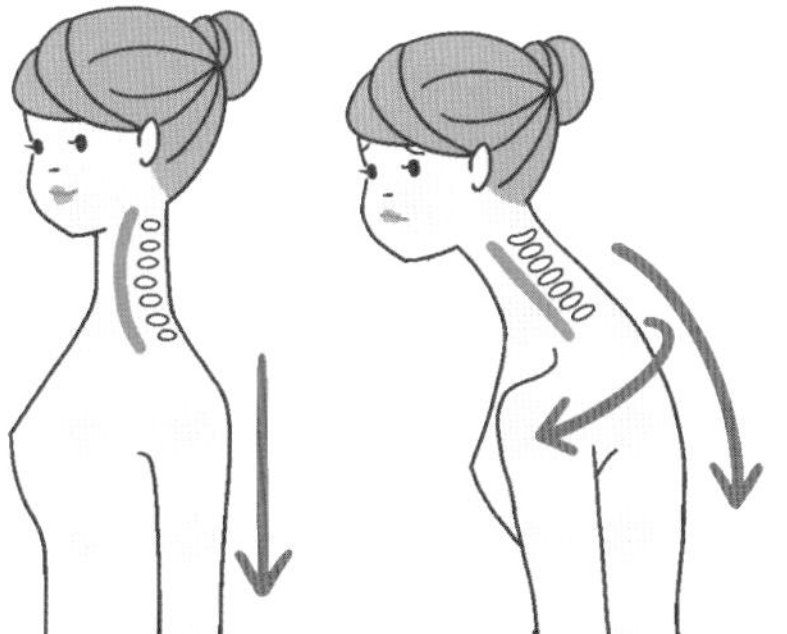

# 肩こり
## 肩を持ってゆらゆら

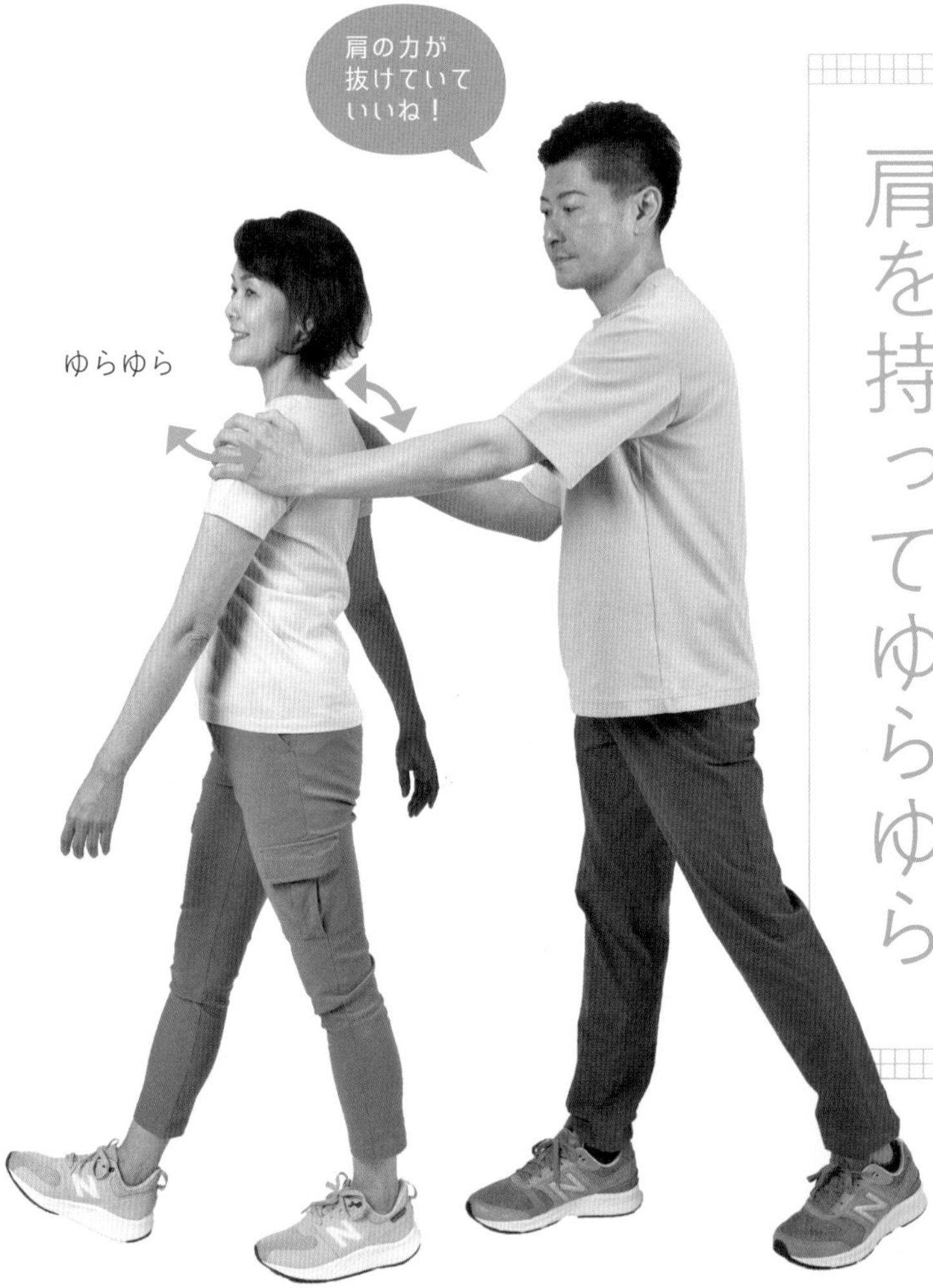


ガイド目線チェック

- ✓ 肩の力が抜けているか
- ✓ 手に力が入っていないか
- ✓ 手は振り出し足と反対側が前に出ているか

## 目指すのは振ろうと思わなくても〝勝手に振られる〟腕

歩くときの腕は、

**体幹の向きが変わる**
**肩甲骨が少し後ろに引かれる**
**肩甲骨に伴って腕が後ろに振られる**

このような順で動いています。

「腕を振ろう」と思わずに、自然に前後に振れているのが理想の状態です。

腕の力を抜いて立った状態で体をゆらゆらと揺らすと、腕は勝手にブラブラと揺れるのと同じです。

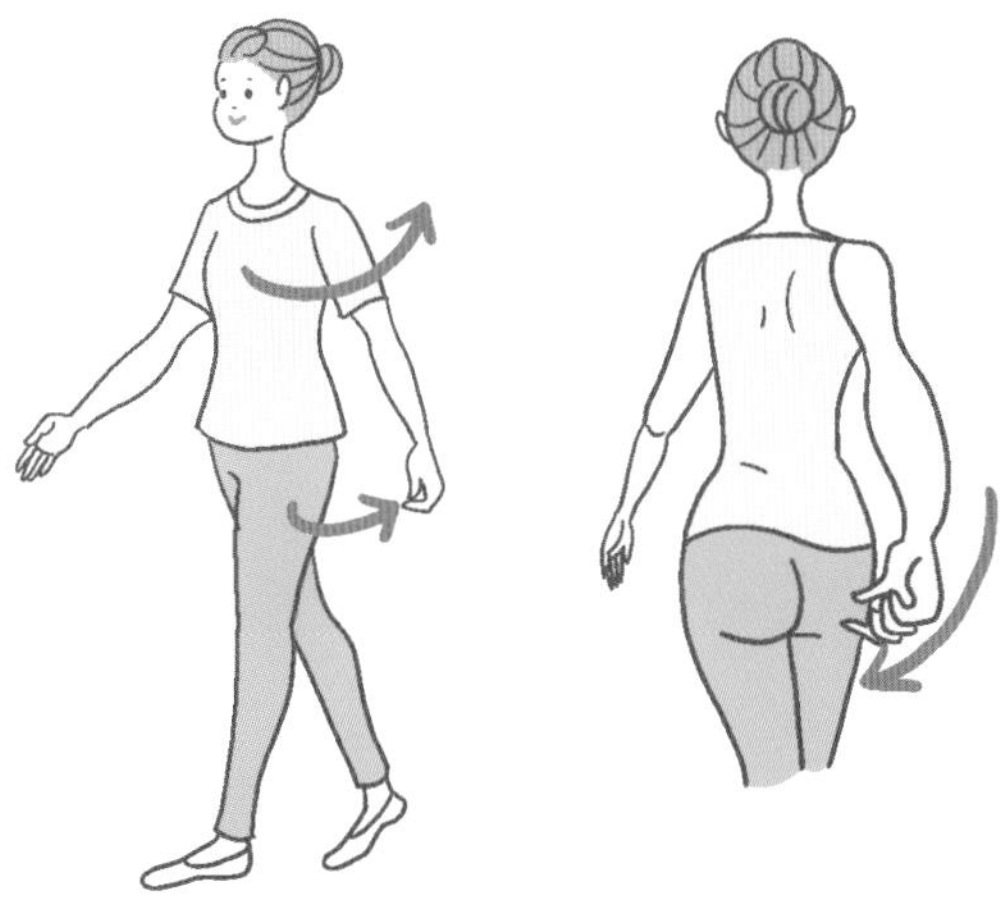

最近は肩こり首こりで「肩の力を抜けない状態」の人が多くいます。

上半身の力が抜けないまま大股で歩くと、腰に負担がかかったり、脚に力が入りすぎたりして、疲労につながります。

肩の力を抜くクセをつけることが大切です。

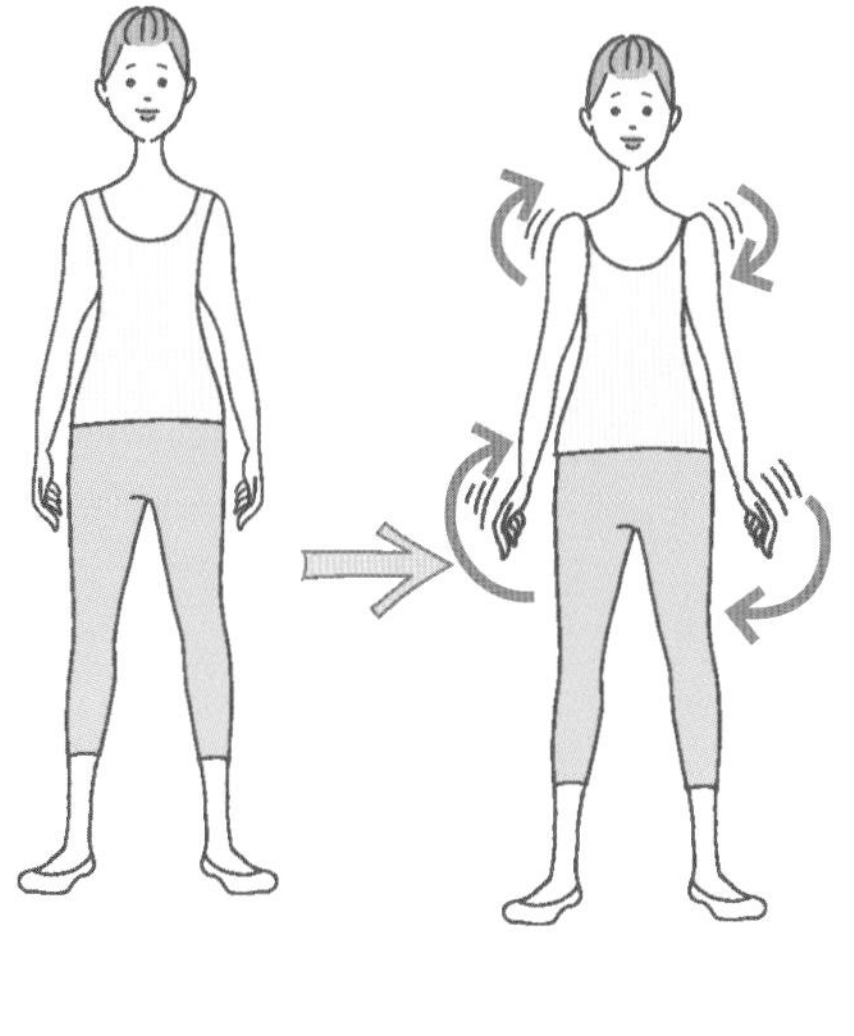

# 反り腰・平背
## 骨盤を立てる

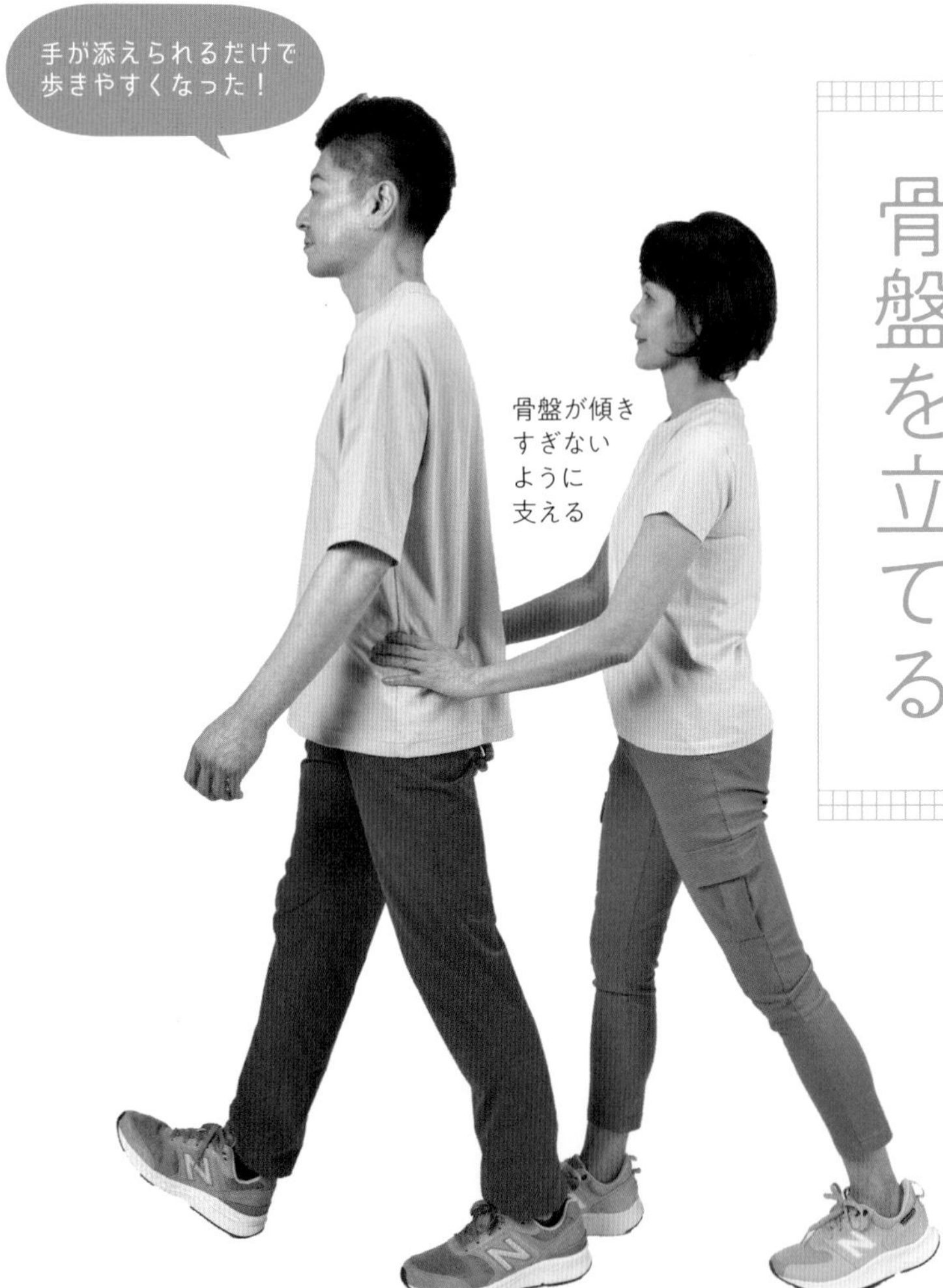
手が添えられるだけで
歩きやすくなった！
骨盤が傾きすぎないように支える

### ガイド目線チェック

※あくまでも左右・回転しないように軽く添える程度
　前に進む推進力を制限しないように！

- ✓ 腰のカーブ（p51 参照）が保たれているか
- ✓ 歩くたびに骨盤が左右にゆらゆら動いていないか
- ✓ 骨盤の向き（へその向き）は大きく回りすぎていないか

## 骨盤の理想の傾き

骨盤の前に出ている2ヵ所が、一直線になっているのが理想です。これが傾くと、腰が丸くなったり反り腰になったりします。

お腹周りの筋肉や骨盤の下の筋肉、呼吸筋やお尻の筋肉がバランスよく使えるといいでしょう。

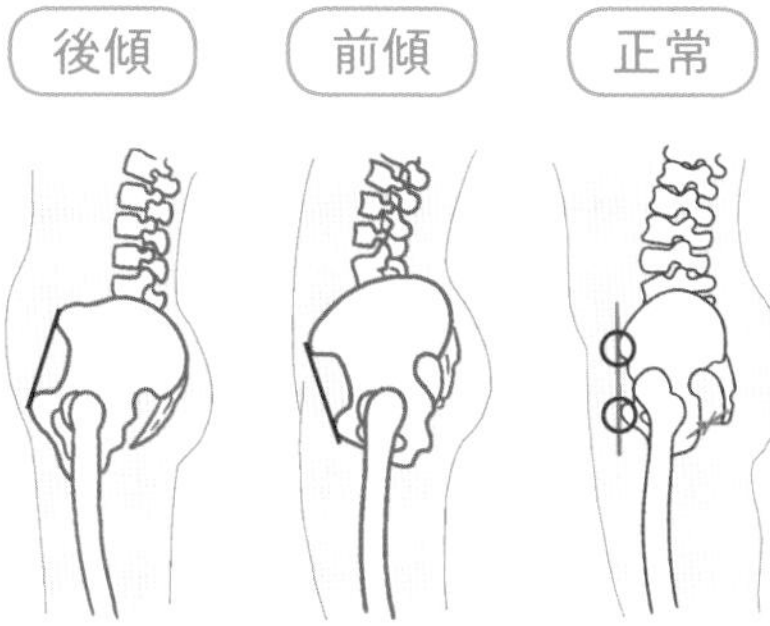
後傾
前傾
正常

### 反り腰の2パターン

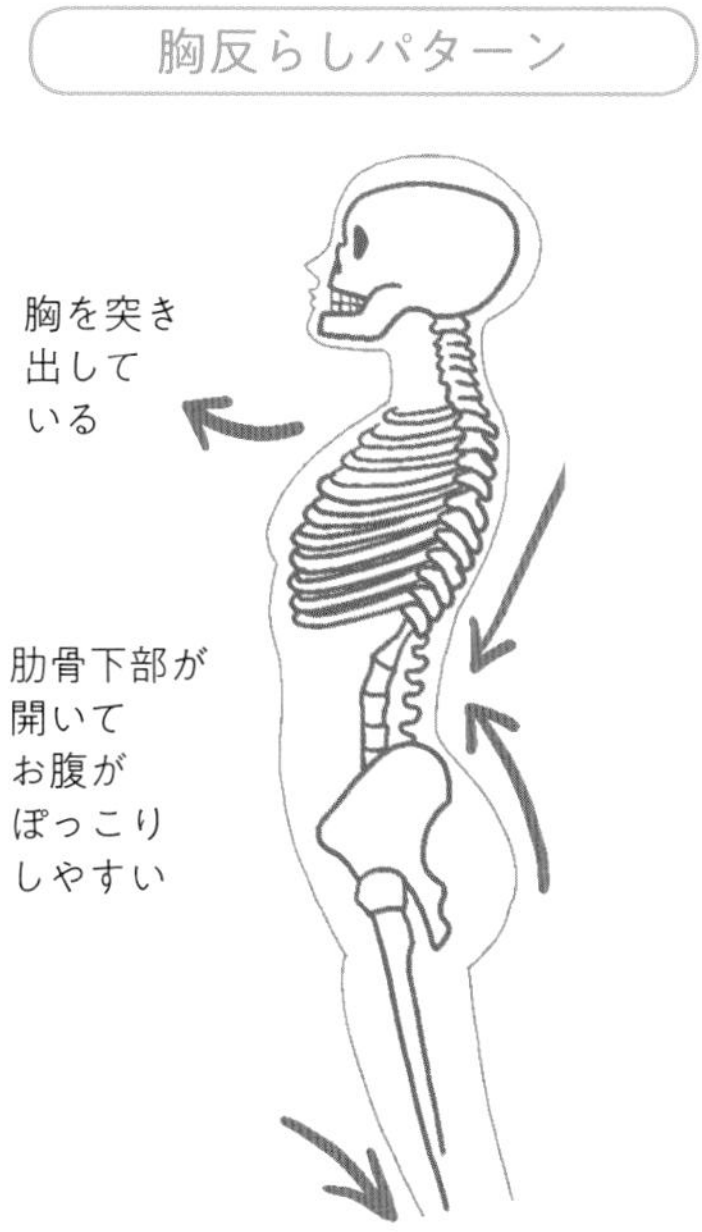
胸反らしパターン
胸を突き出している
肋骨下部が開いてお腹がぽっこりしやすい

腰は正常か真っすぐの位置ですが、胸を反らせて肋骨が前に出ている姿勢。お腹が前に出て見えて力が入りにくい

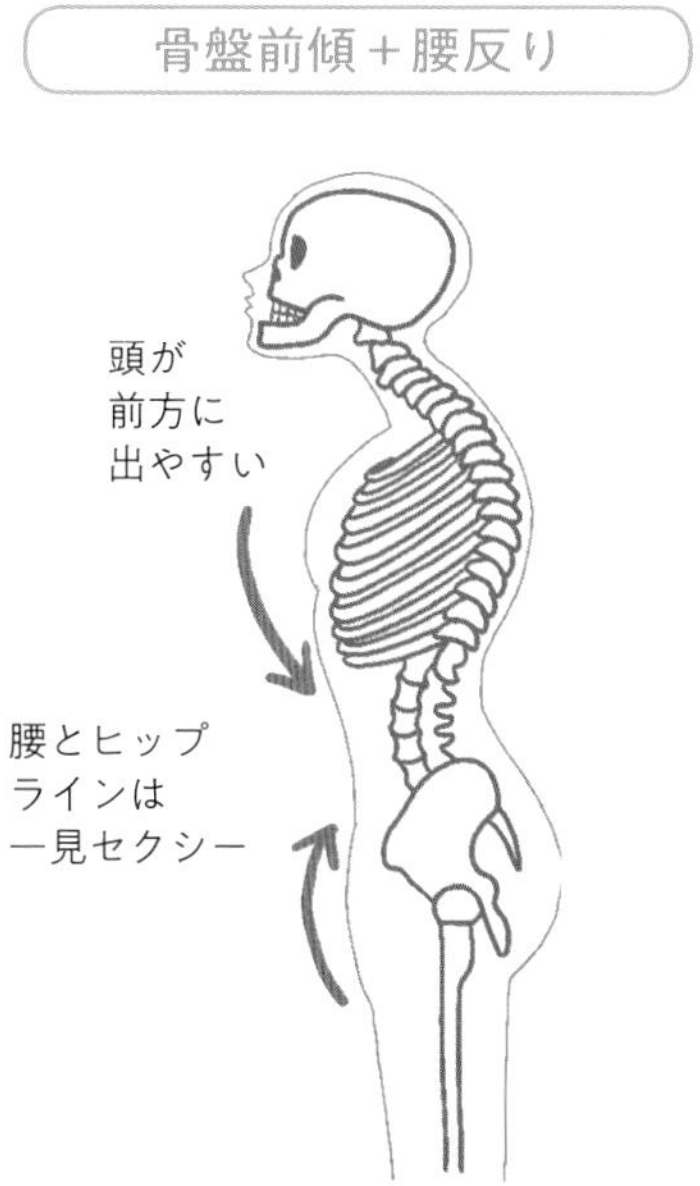
骨盤前傾＋腰反り
頭が前方に出やすい
腰とヒップラインは一見セクシー

骨盤が前に傾き、腰を反らせて少しお尻を突き出した印象。重力で内臓も下に落ちやすく、下腹ぽっこりに

# 腰痛 股関節動かし歩き

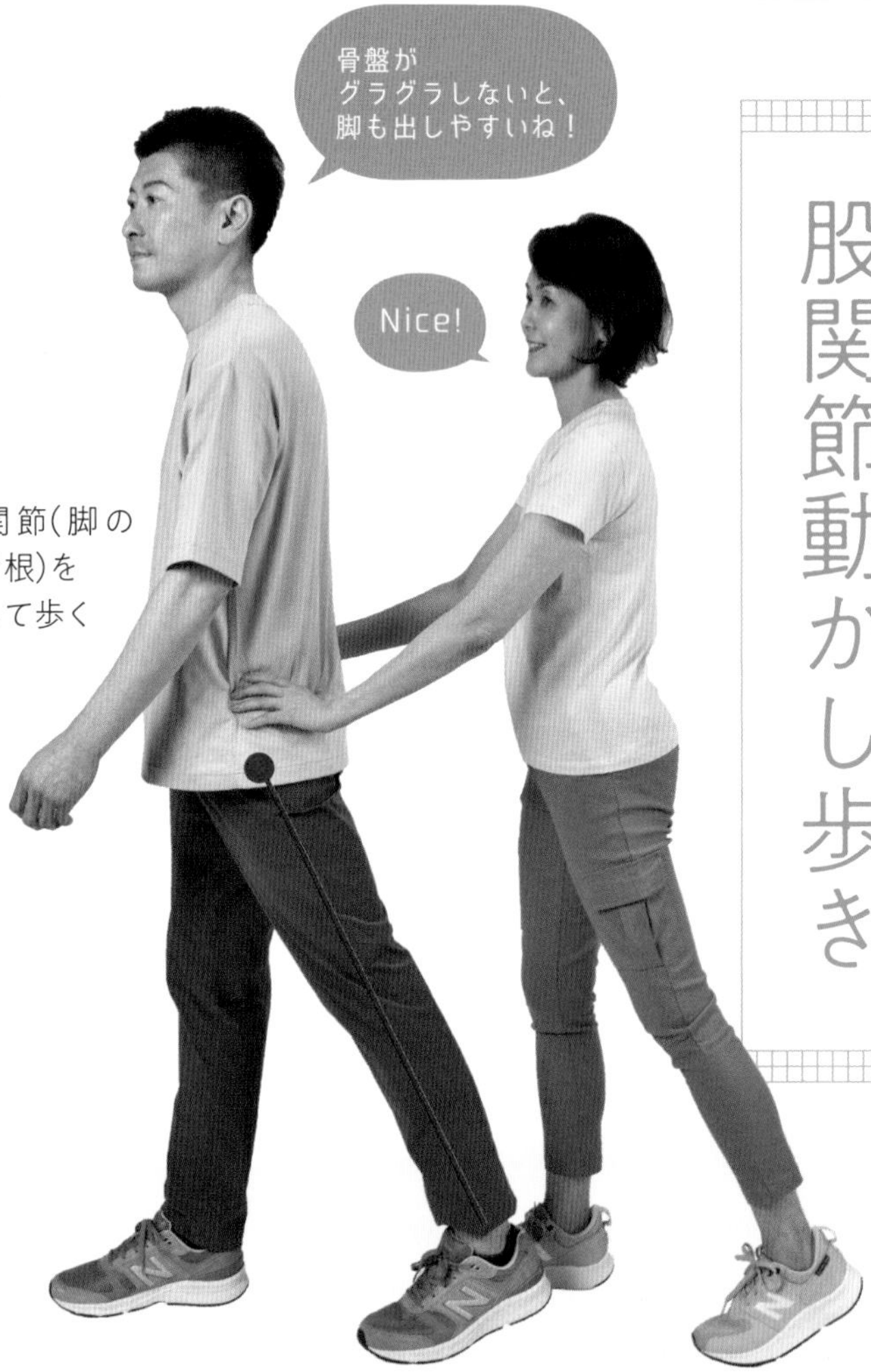
骨盤が
グラグラしないと、
脚も出しやすいね！
Nice!
股関節(脚の
つけ根)を
使って歩く

ガイド目線チェック

※あくまでも腰が左右・回転しないように軽く添える程度
前に進む推進力を制限しないように！

✔ 骨盤の向きが回っていないか
✔ 歩くたびに骨盤が左右にゆらゆら動いていないか
✔ 脚のつけ根でしっかり動かせているか

## 腰痛の原因は？

慢性的な腰の痛みには、筋肉、筋膜、椎間板、関節などさまざまな原因があります。

腰が痛いからと腰周辺にアプローチすることも多いのですが、実際には腰の上（胸椎）や下（骨盤）の部分に問題があることも多々あります。前ページと同じように、骨盤を安定させた状態で股関節を使って歩くと、腰の負担を減らせます。

## 立っているより座っている方が腰には負担！

実は腰だけの負担を見ると、座っている状態は最も負担がかかっています。長時間座り続けるということが何より体には悪く老化も早めます。

全身をしっかり使って歩くこと自体が腰痛の予防になるのです。

### 股関節ってどこ？

骨盤の両側についているのが股関節です。半球状で、骨盤に対してくるくるとどの方向にも動きます。腰骨に親指を置いて、手のひらを広げた中指あたりで股関節下の骨を触ることができます。

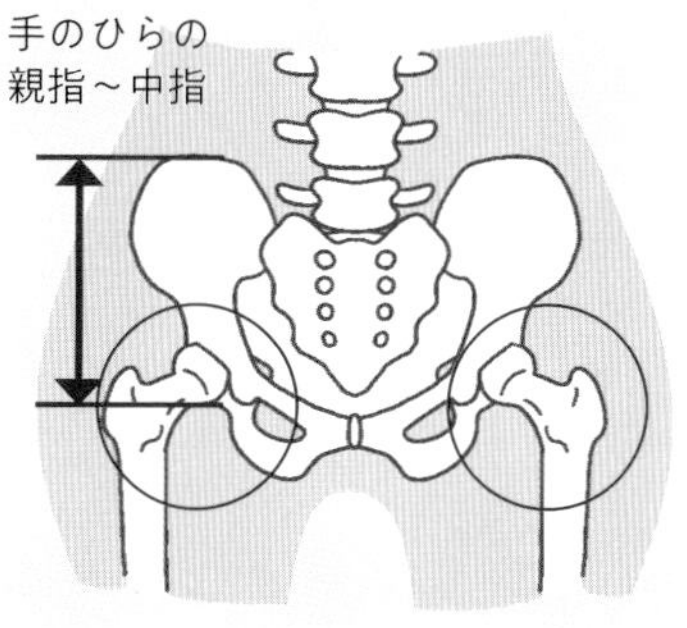


### 股関節をうまく使えない日本人

股関節が硬いと腰痛や腰への負担につながります。日本人はすり足で歩幅を狭く歩く傾向があり、股関節を動かすのが苦手です。また、いくら大股で歩いても、骨盤が回ってしまっては意味がありません。
脚のつけ根をしっかり動かす意識が重要です。

# O脚・ひざの痛み

## ひざの向きを真っすぐ

**悪い例**

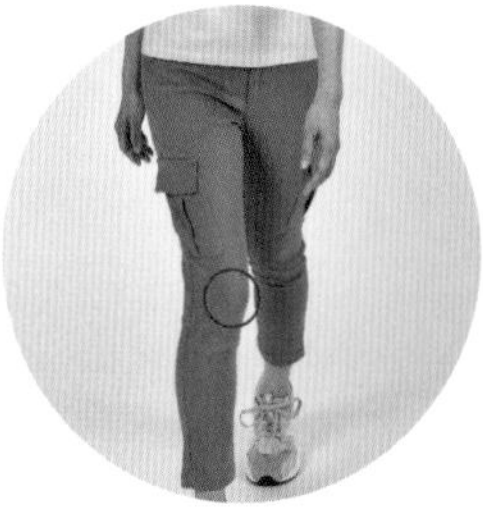

ひざが内側を
向いてしまっている

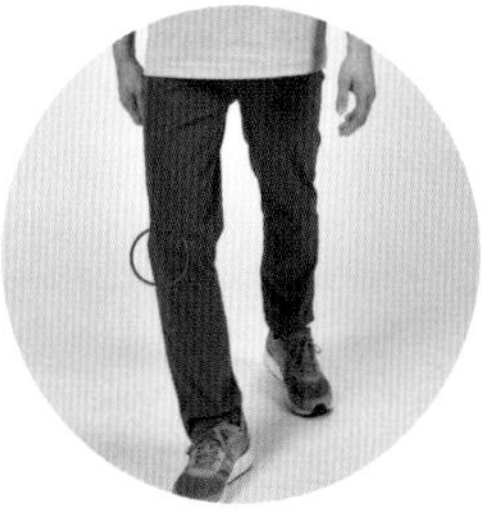

ひざが外側を
向いてしまっている

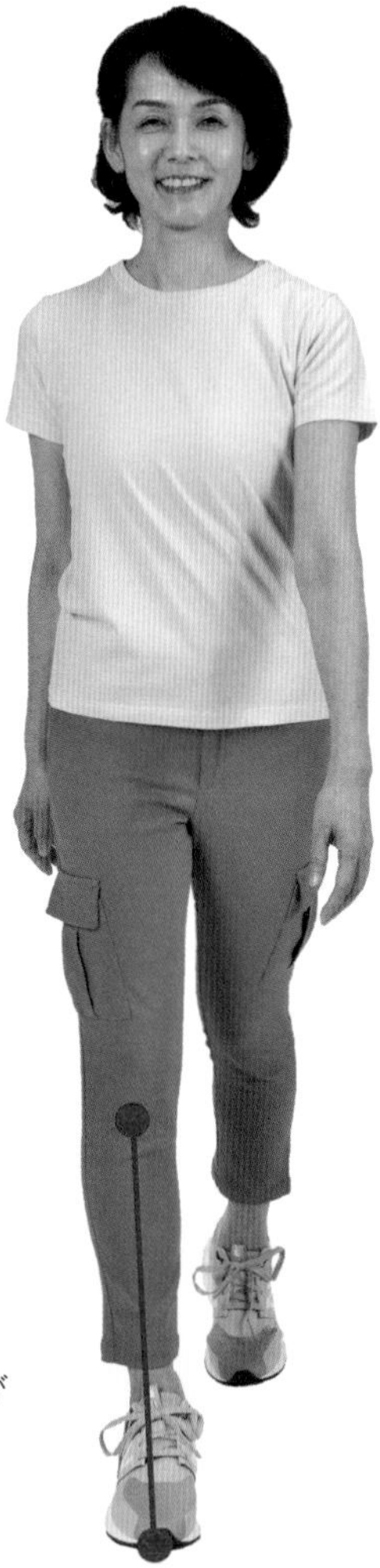

ひざとつま先が
真っすぐ

### ガイド目線チェック

✔ 両ひざが真っすぐ前を向いているか
✔ つま先は内向きになっていないか
（もともとひざが内向きの場合、つま先は少し外を向いているか）
✔ 体重をかけたときに、ひざはしっかり伸びているか

## ひざを曲げたまま歩くとゆがみやすい

歩き方の脚のクセでは、大きく左の2つがあります。

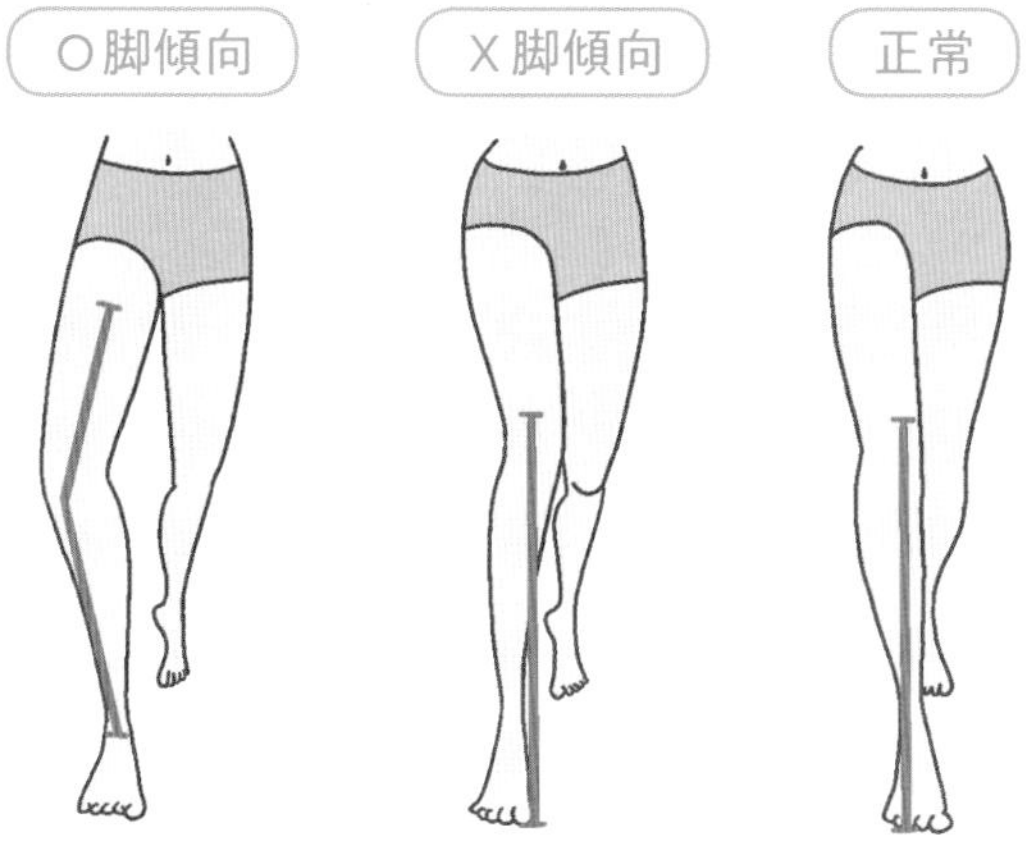
O脚傾向
X脚傾向
正常

ひざが足よりも外側に出てしまう

ひざが足よりも内側に入ってしまう

ひざが曲がったままの状態で歩いていると、ひざが左右にぐらぐらとブレやすく、一部分に負担がかかり「変形」や「痛み」につながります。いくら脚の筋肉を鍛えても、歩き方のこのクセが変わらないとなかなか変形や痛みは改善しません。

## でも足をついた瞬間は軽く曲がるのが正常！

足の裏を地面につける瞬間には少しだけ（20度くらい）ひざが曲がり、それからひざが伸びるのが正しい歩き方です。これはひざへの衝撃を和らげる作用で、無意識に行われています。この作用がないと、ひざへの負担が大きくなります。

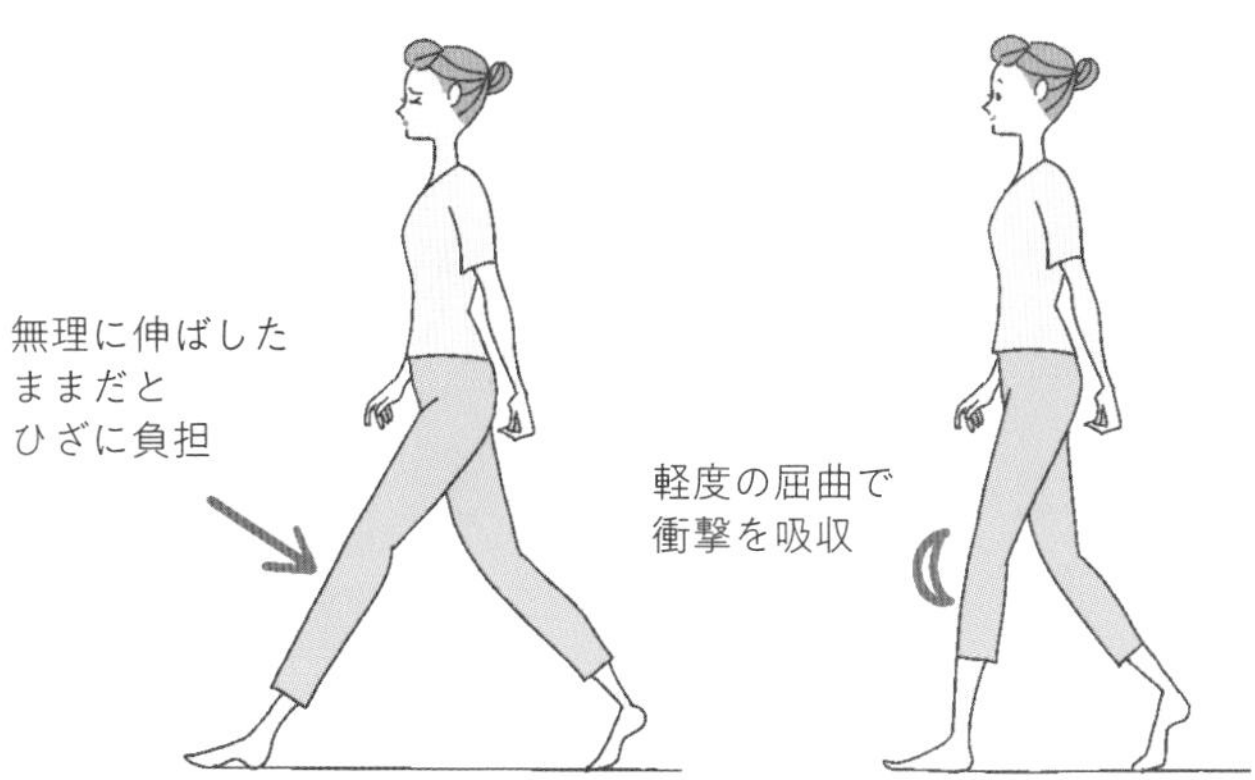
無理に伸ばしたままだとひざに負担
軽度の屈曲で衝撃を吸収

# ぽっこりお腹
# 背中押し歩きで腹圧アップ

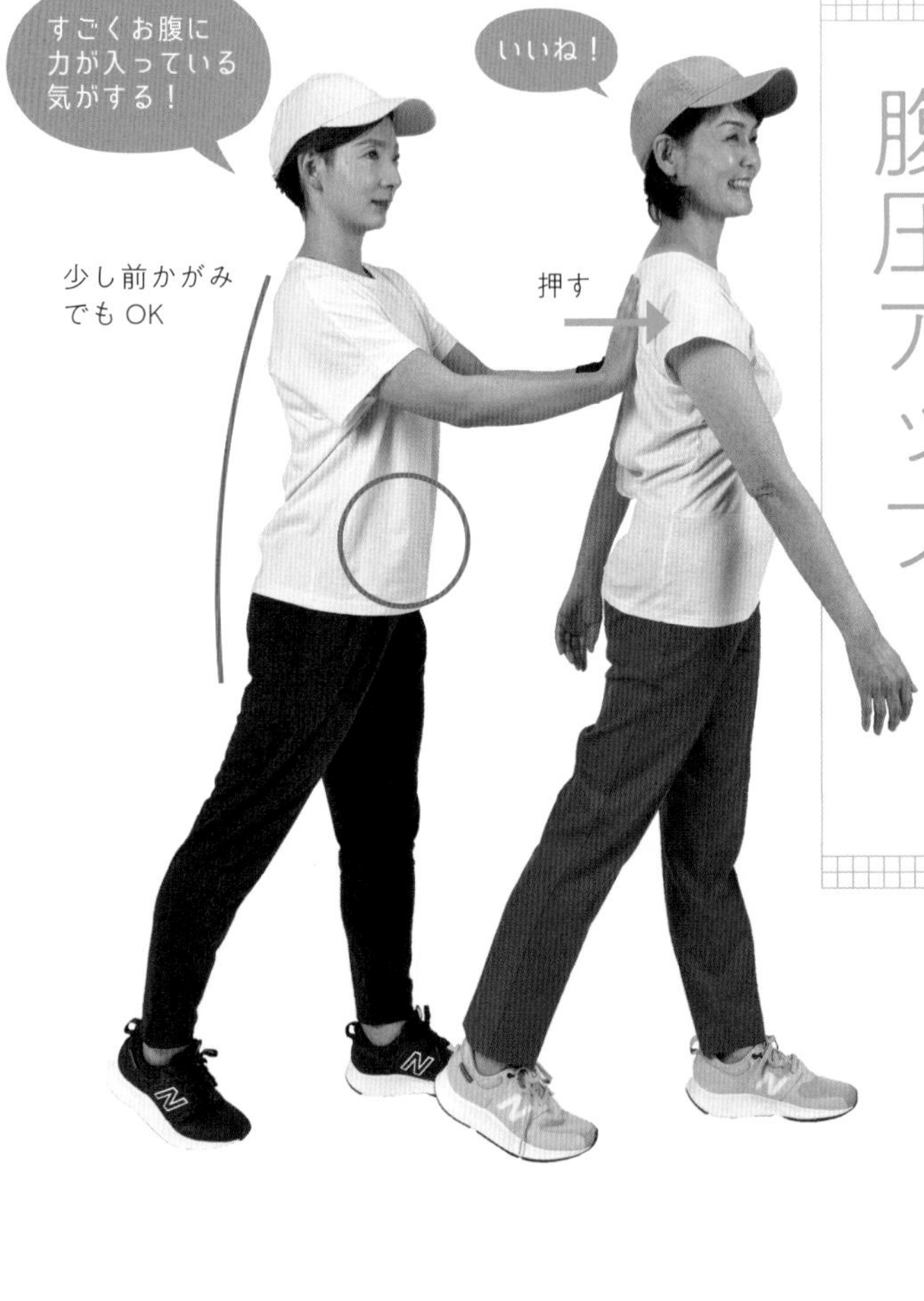
すごくお腹に
力が入っている
気がする！
いいね！
少し前かがみ
でもOK
押す

### ガイド目線チェック

- ✓ 少し前かがみでもＯＫ！
- ✓ 歩いているときに力が抜ける瞬間がないか
- ✓ 体重を乗せているだけ（よりかかっている）になっていないか

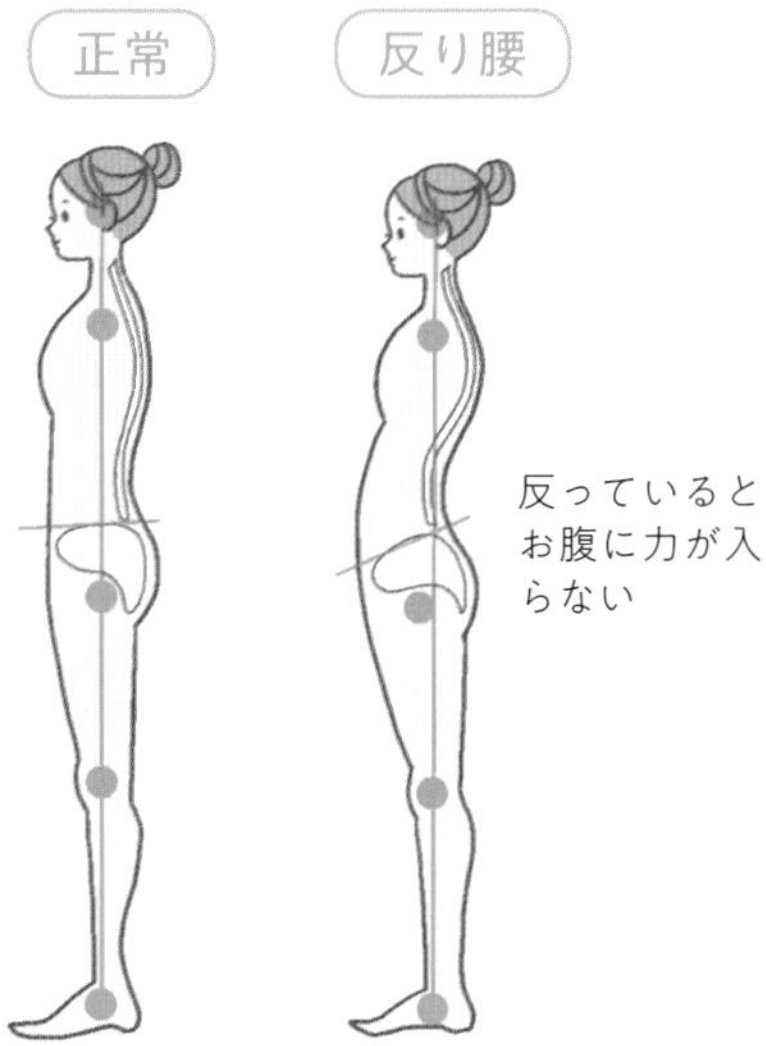
正常
反り腰
反っているとお腹に力が入らない

## 反り腰もぽっこりお腹の原因の1つ！

「見た目」をよくしようと、胸を張りすぎてしまったり、背中や腰が反った状態の方も多くいます。これでは、腹圧に関係するお腹の筋肉や呼吸筋などはうまく働かず、ぽっこりお腹につながります。

## 骨盤はなぜ大切？ぐらぐらが不調につながる！

例えば、足に見立てた細い2本の円柱の上に、ふにゃふにゃしているものを置こうとすると難しいですよね。さらにその上にものを置くなんてもっと無理です。

骨盤は体の中心。中心が安定することで、その上の体幹や頭、さらに腕や脚がうまく働きます。

逆に骨盤周りがぐらぐらしていると、そのぐらぐらをどこかで補おうと、背中で頑張ったり（反り腰）、肩に力が入ったり（巻き肩）して、こりや骨格の崩れにつながるのです。

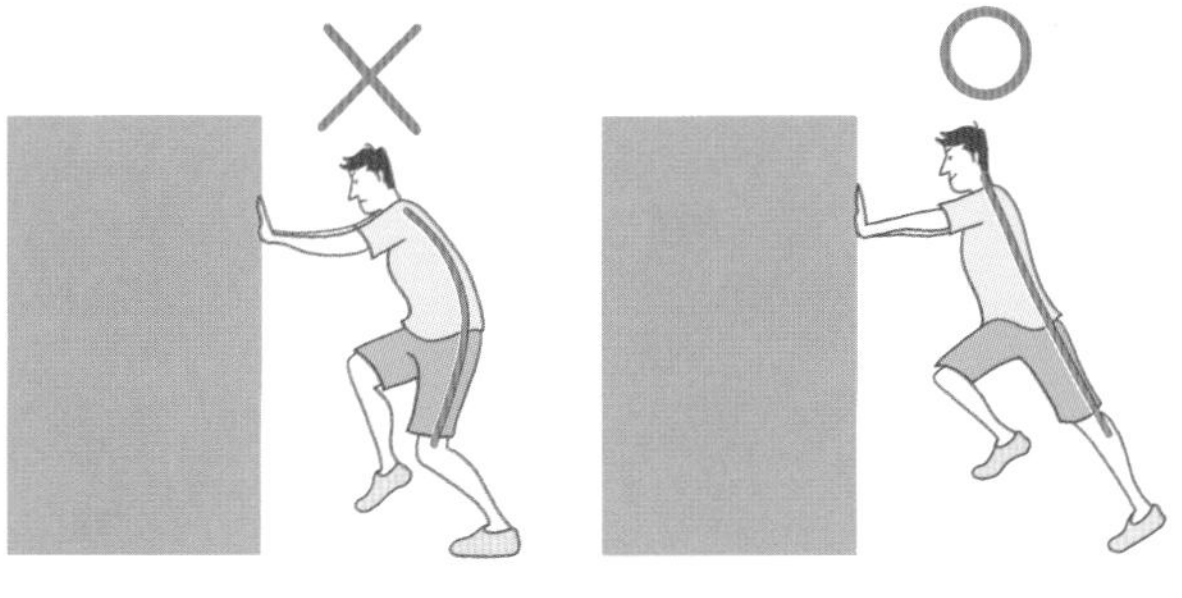
×
○

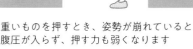

重いものを押すとき、姿勢が崩れていると腹圧が入らず、押す力も弱くなります

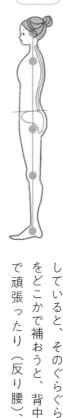

# くびれ お腹を伸ばしてひねり歩き

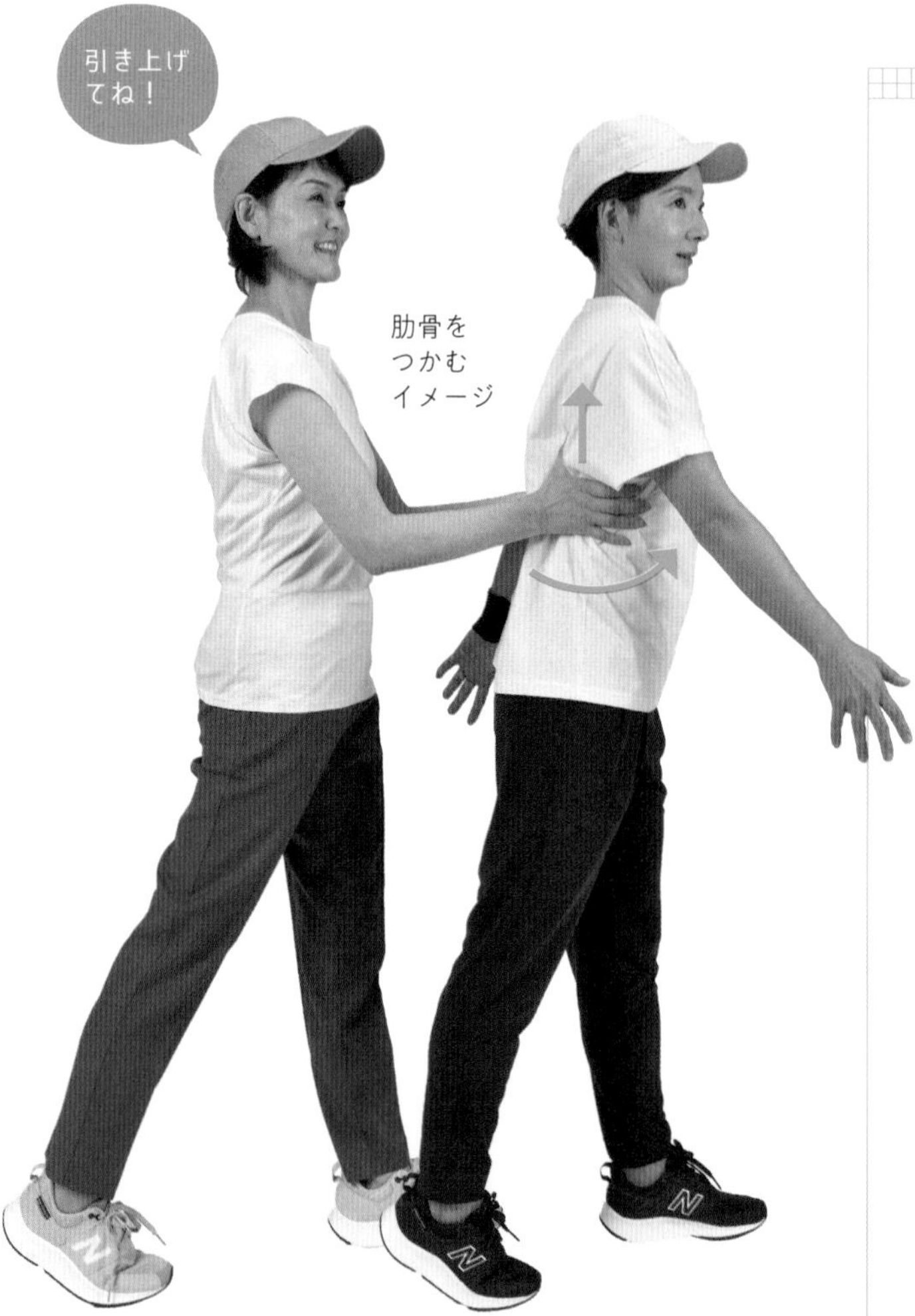


ガイド目線チェック

- ✓ 肋骨が反りすぎていないか
- ✓ 手に重さがないか(よりかかっていないか)

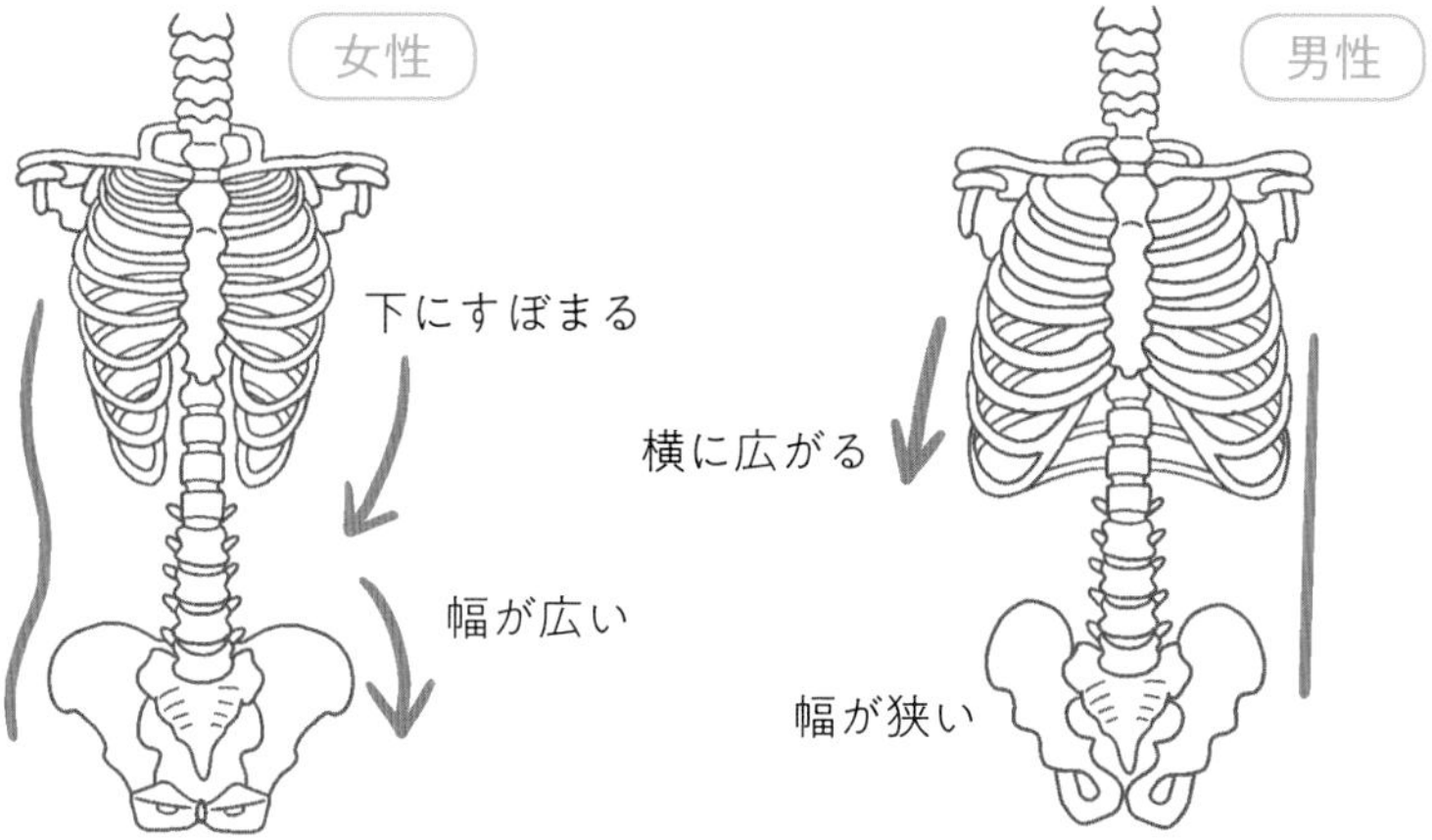
女性
下にすぼまる
幅が広い
男性
横に広がる
幅が狭い

## 男女の骨格の違いを知っていますか？

女性の肋骨の形は卵型。肋骨の一番下の幅に対して骨盤の幅が広いので、男性に比べてくびれができやすい骨格です。

くびれは肋骨と骨盤の間にできるので、お腹を伸ばすように歩きましょう。

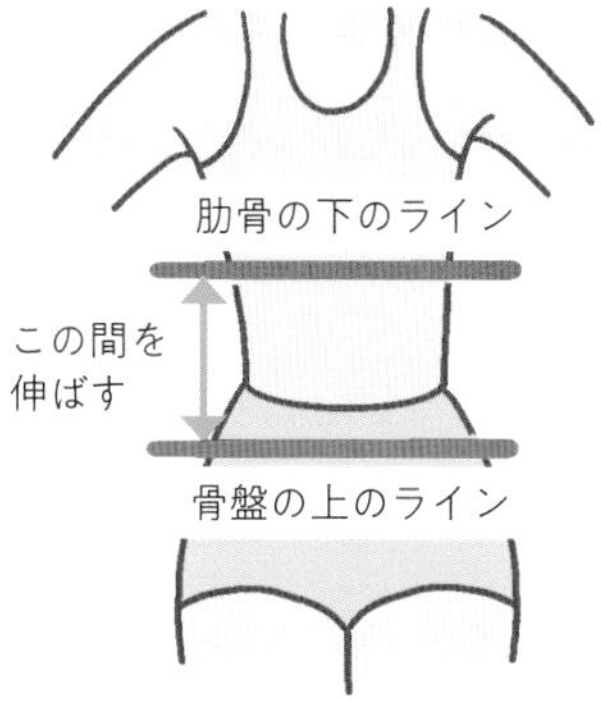
肋骨の下のライン
この間を
伸ばす
骨盤の上のライン

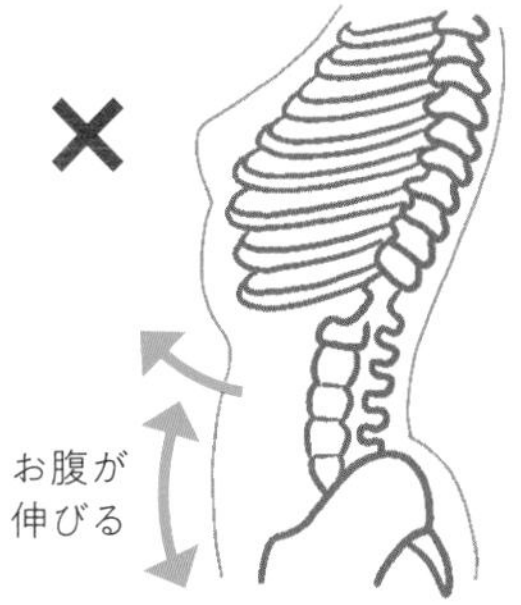
×
お腹が
伸びる

肋骨が上向きでお
腹が伸びすぎても
くびれはできない

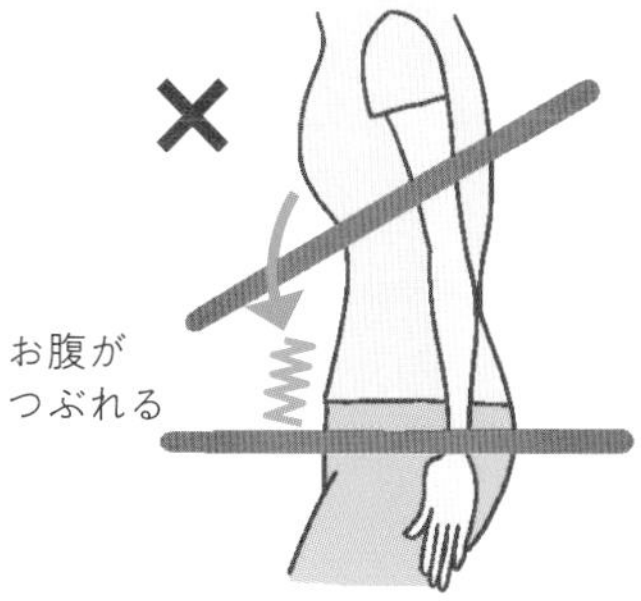
×
お腹が
つぶれる

背中が丸くなって
お腹がつぶれると
くびれはできない

# お尻のたるみ1
# 片足立ちキープ

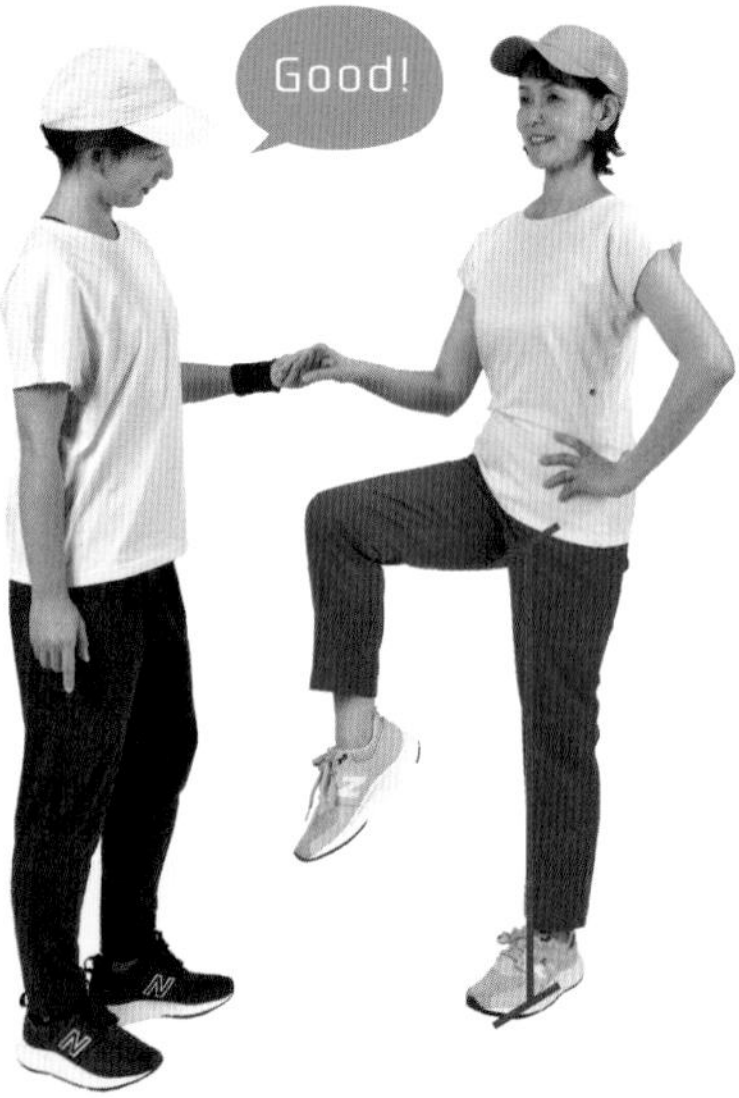


ガイド目線チェック

- ✓ 支えている手に頼りすぎていないか
- ✓ 肩や骨盤が傾いていないか
- ✓ 体がぐらぐらせずにキープできているか

## 片足を上げたときにお尻の筋肉は使えてる？

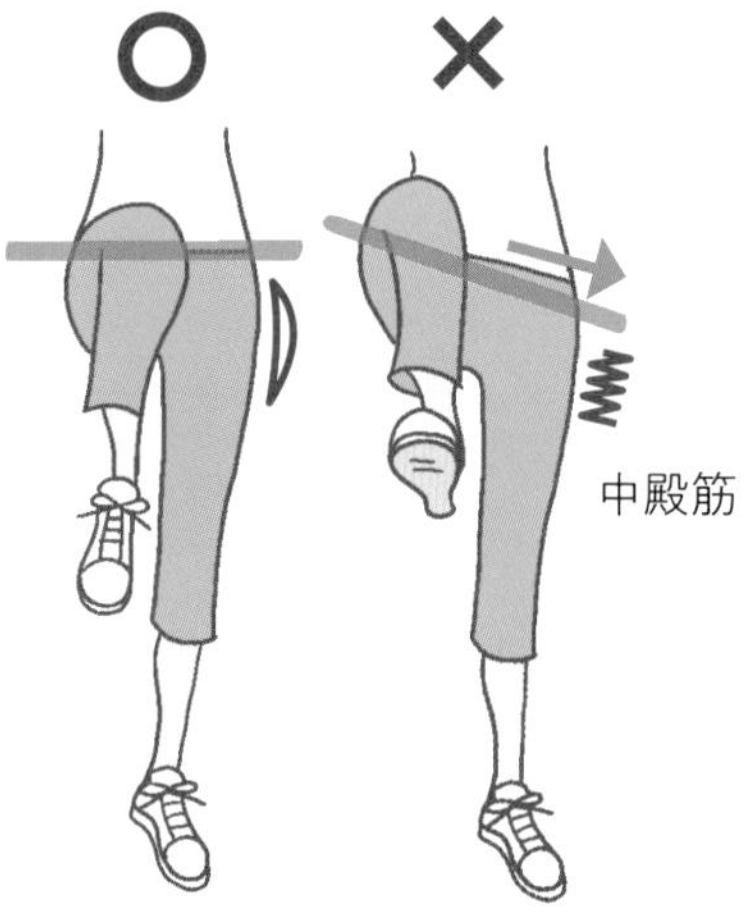


真っすぐ美しく歩くためにはお尻の横についている「中殿筋」がとても重要。片足を上げたときにお尻が横に出たり骨盤が傾いたりする人は、中殿筋をあまり上手に使えていない証拠です。

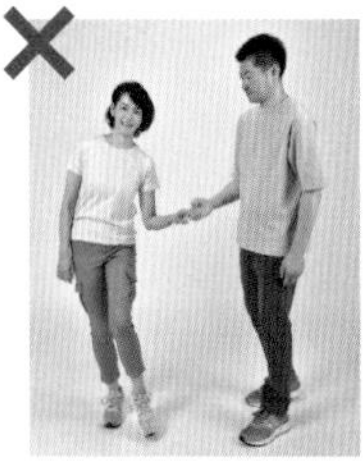

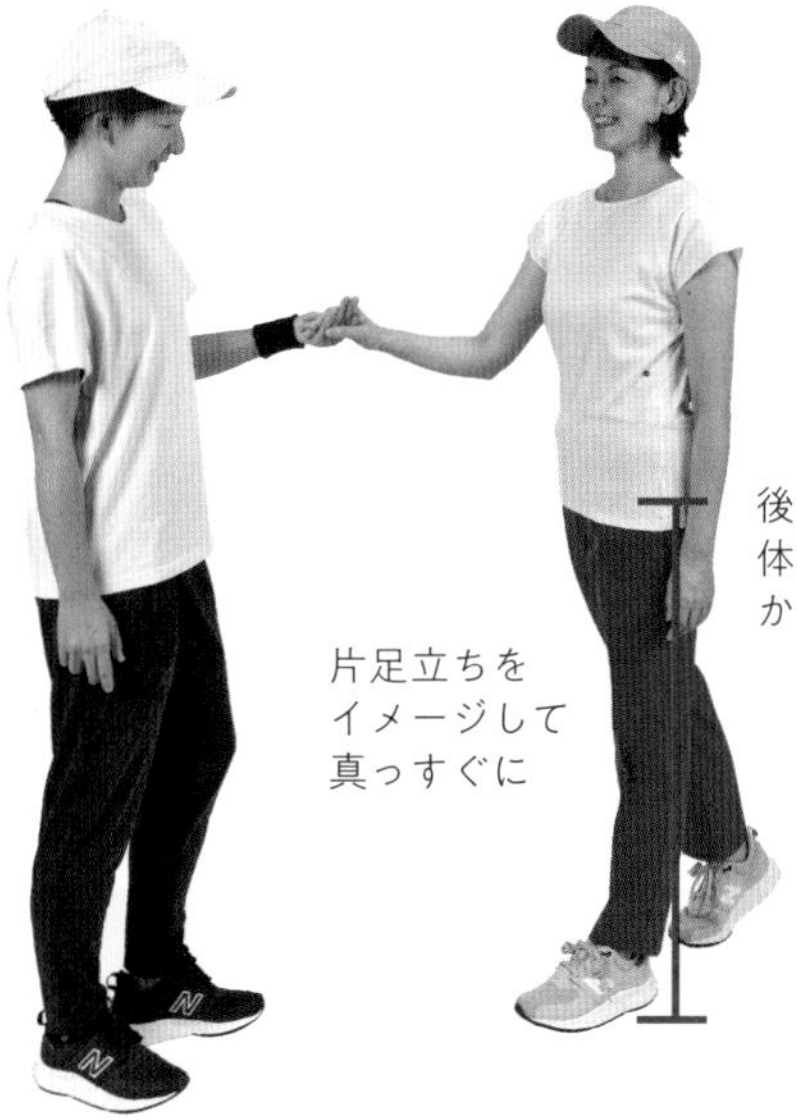
後ろの足に
体重を
かけない
片足立ちを
イメージして
真っすぐに

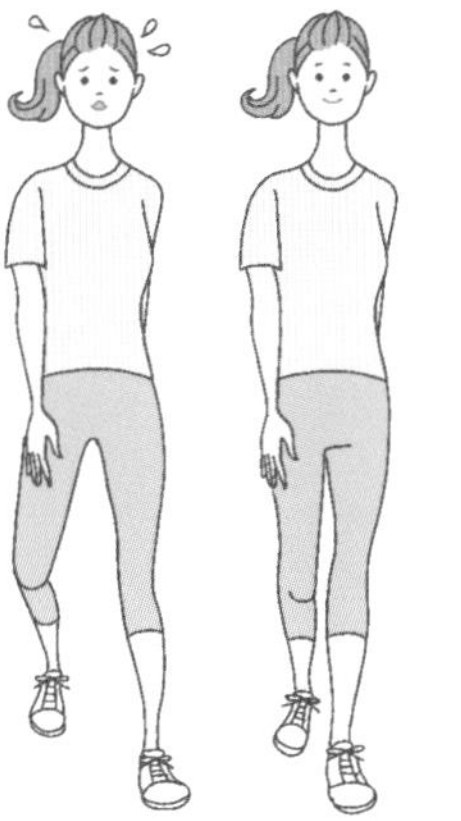

## 支持足が大切

ウォーキングのフォームというと「大股で1歩出す」や「真っすぐ足を振り出す」のように、振り出す方の足に注目しがちですが、最初に大事にしてほしいのは支持足です。

「ウォーキング」は片足立ちの連続とも捉えられます。支持足がしっかりしていると、大股でも姿勢をキープして反対側の足をきれいに振り出せるのです。

改善法

**改善エクササイズ**

手を添えてもらったり、机などを支えにしたりして片足を上げ、骨盤が傾かないよう意識して10秒キープ。ブレなくなったら支えをなくしてやってみましょう

## 片足立ちは老化の指標としても有効！

10秒間の片足立ちができないと10年以内の死亡リスクが約2倍になるといわれます。片足立ちでのバランス能力は寿命に影響するのです。

# お尻のたるみ2
# 支持足を意識して大股歩き

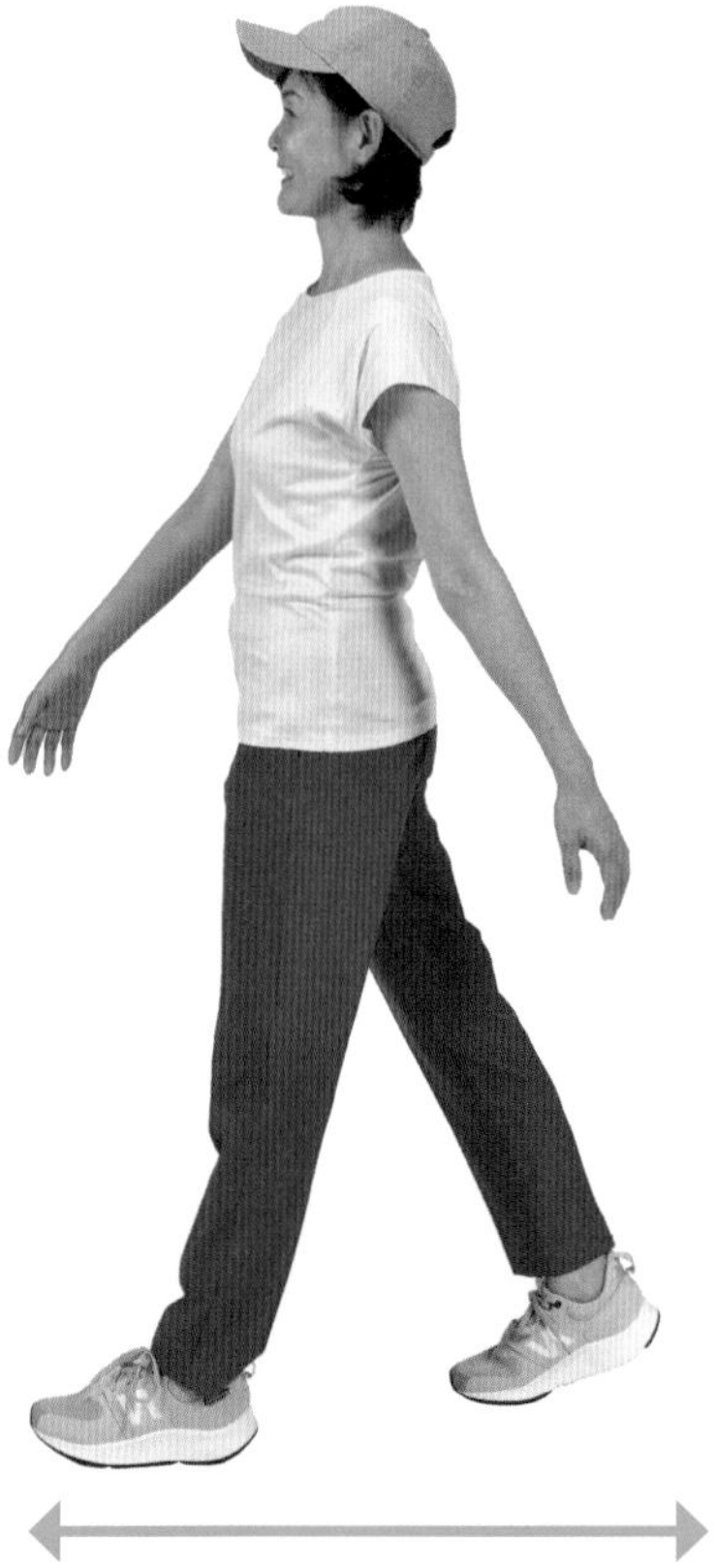

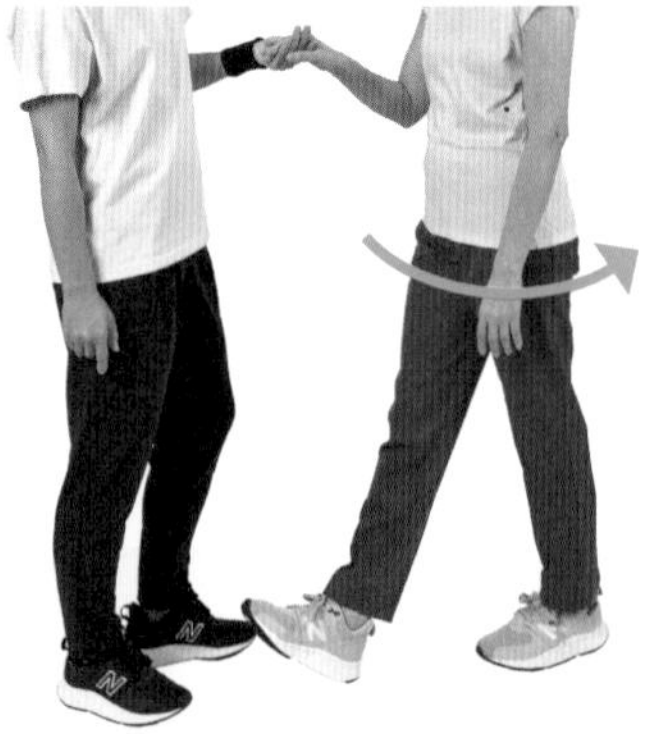

大股で歩いたとき、へその
向きが回らないよう注意！

ガイド目線チェック

- ✓ ひとりでも、支えてもらってもＯＫ！
- ✓ 支えている手に頼りすぎていないか
- ✓ へそが真っすぐ前を向いているか
- ✓ 骨盤が左右にブレないか

## 1歩目を丁寧に

1歩目を出す前の姿勢や、1歩目のフォームが崩れると、2歩目以降も戻しにくくなります。信号で止まって1歩踏み出すときなどにも、目線を上げて「最初の1歩」を大切にしましょう。

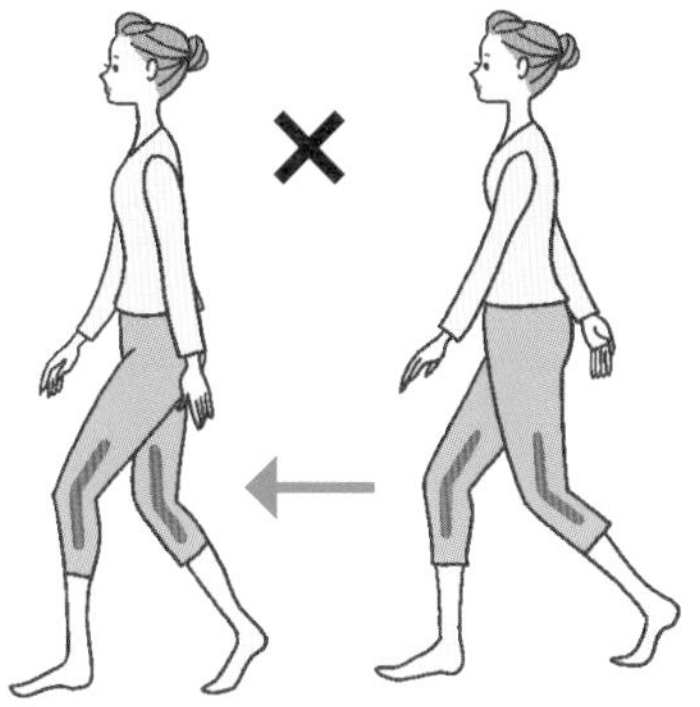


1歩目のひざが曲がっていると、
2歩目以降もひざが曲がってしまう

## 歩幅は大きい方がいい？

歩幅の大きさと歩く速さは比例します。同じ時間を歩くなら、速いほどエネルギー消費につながりますし、大股は体にもよいという論文も多くあります。

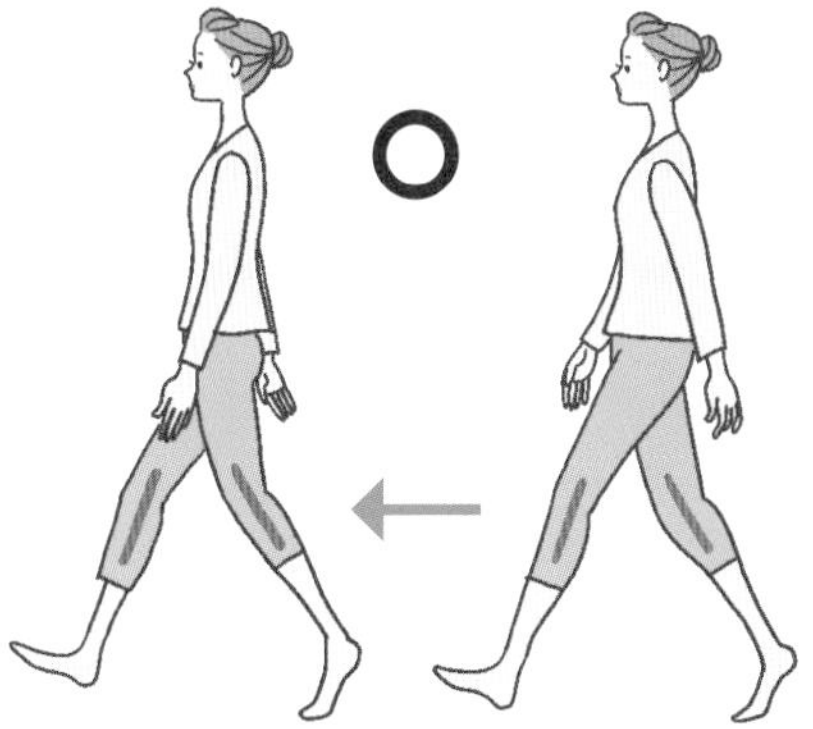


1歩目がきれいに出せると、
2歩目以降もきれいに

ただ、以下のような場合には、焦らず小股から始めてください。

◎ひざや腰に痛みがあるとき

大股にすると負担が大きくなるので、様子を見て徐々に歩幅を広げるようにしましょう。

◎手がうまく振れない

歩幅が狭くても手が振れるフォームをまずは目指します。

◎骨盤がぶれやすい

男性のがに股や、女性でスカートが回ってしまう人は、股関節がうまく使えず骨盤が必要以上に動いている場合もあります。

大股にすると、さらにブレやすくなります。

# 前ももの張り解消
# ひざの後ろ伸ばし歩き

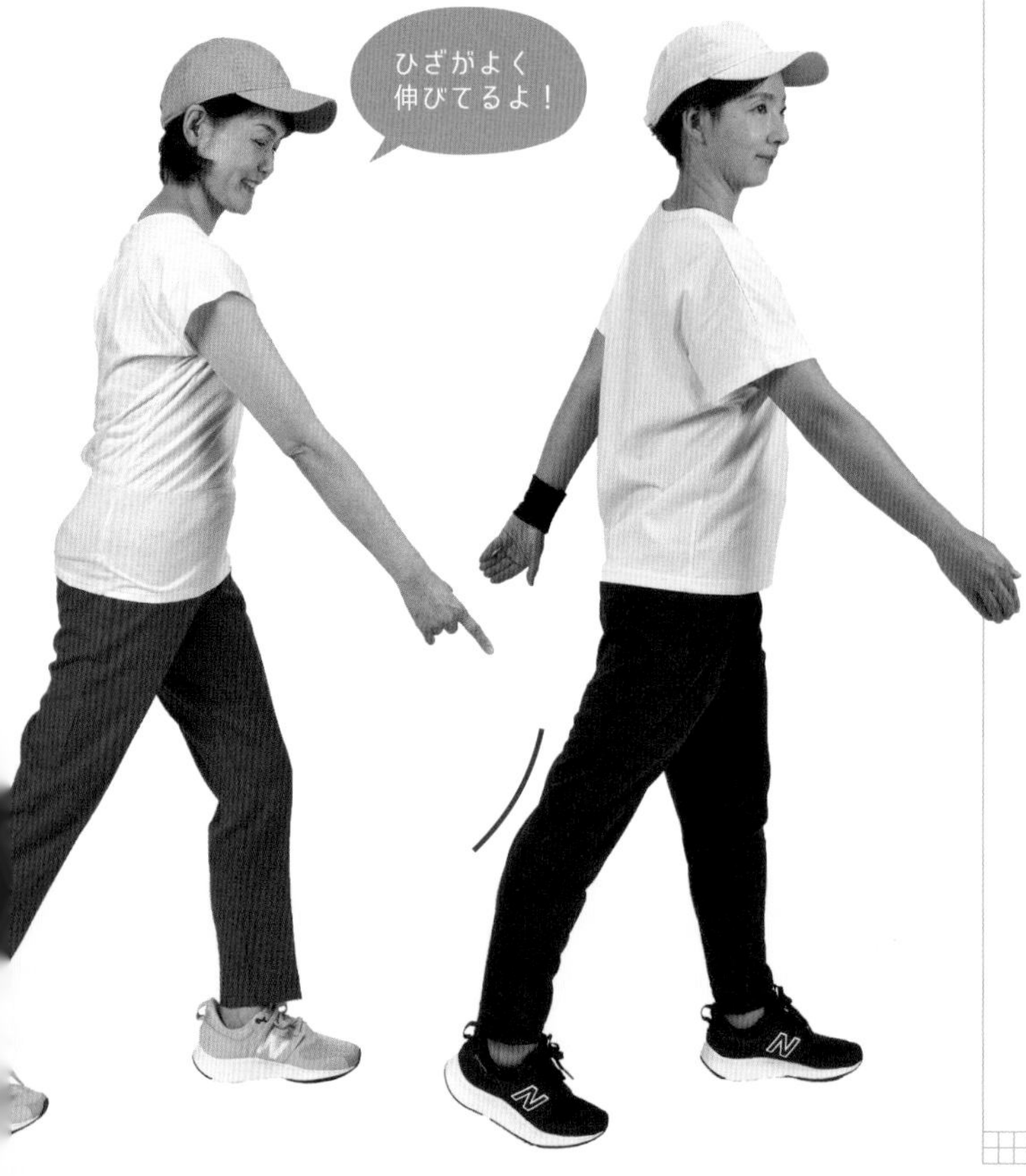


ガイド目線チェック

- ✔ 腰が反っていないか（お腹が胸より前に出ていない）
- ✔ へその向きが真っすぐ前に向いているか
- ✔ ひざの後ろが伸びているか

## 行進になってない？ 前足よりも後ろ足を意識

行進歩きのように、足を直角に上げて歩くのは脚が疲れる歩き方です。

足を大きく前に出そうとしてしまいがちですが、後ろ足をきれいに伸ばすことに意識を向けましょう。

行進歩き

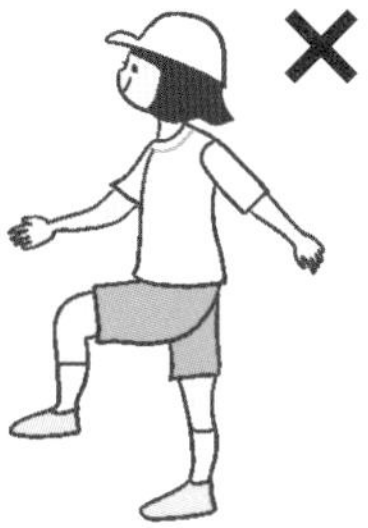

ひざが伸びた股関節歩き

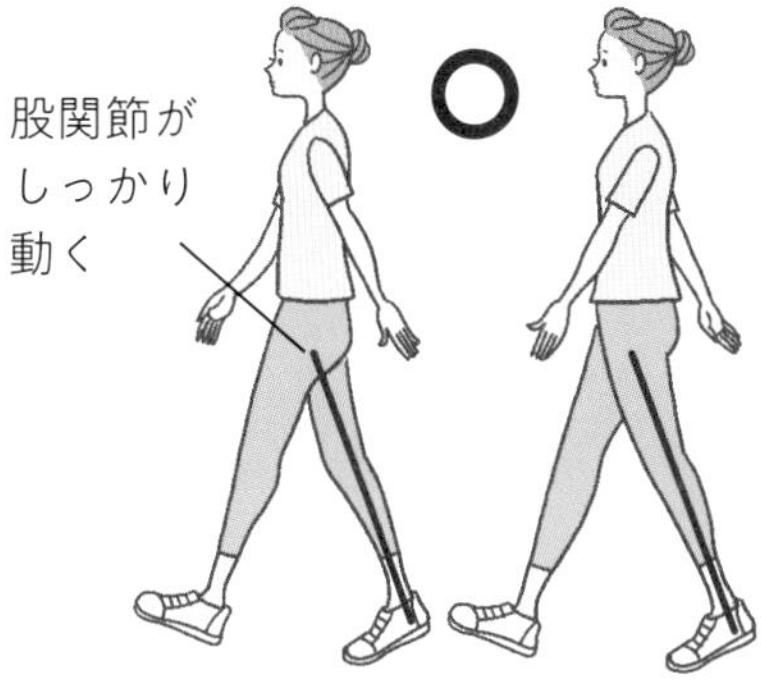
股関節がしっかり動く

小股・すり足歩き

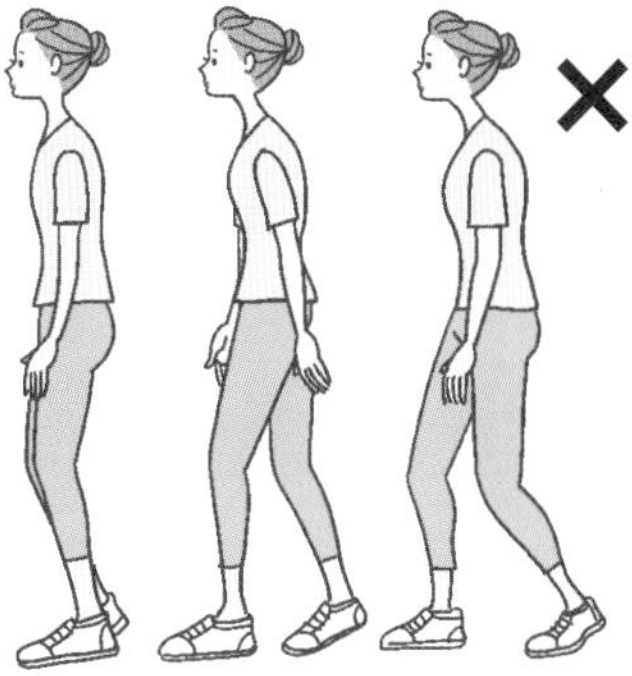

## 腰～脚に伸びている「腸腰筋」を知っておこう！

しっかり後ろにひざが伸ばせると、股関節の前についている「腸腰筋」が伸ばされて、その勢いで脚を前に出すことができます。

股関節周囲には、リンパ節・血管・神経などたくさんの組織があり、座っている時間が長いほど圧迫される場所でもあります。

歩いているときにもしっかり動かしましょう。

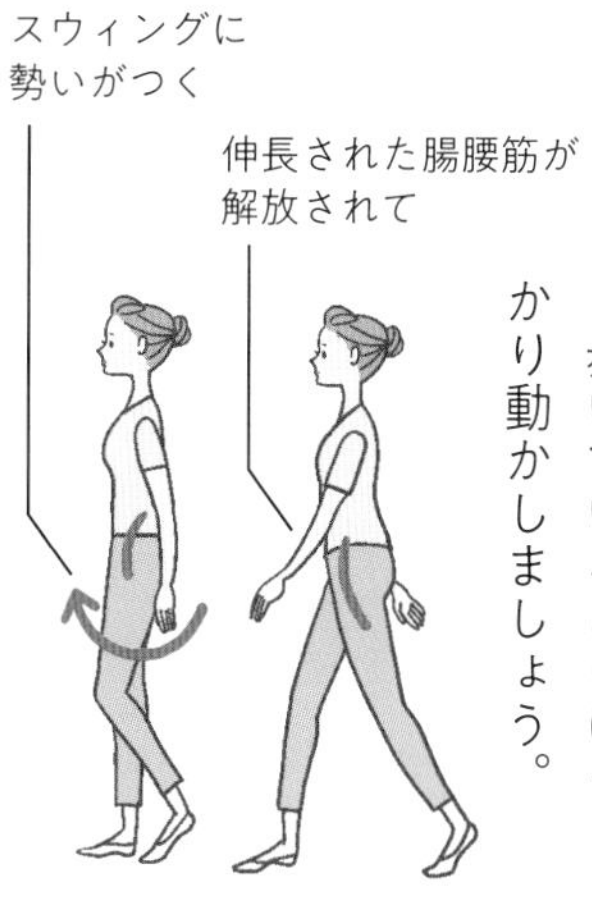
スウィングに勢いがつく
伸長された腸腰筋が解放されて

# 二の腕スッキリ 後ろに手を大きく振る

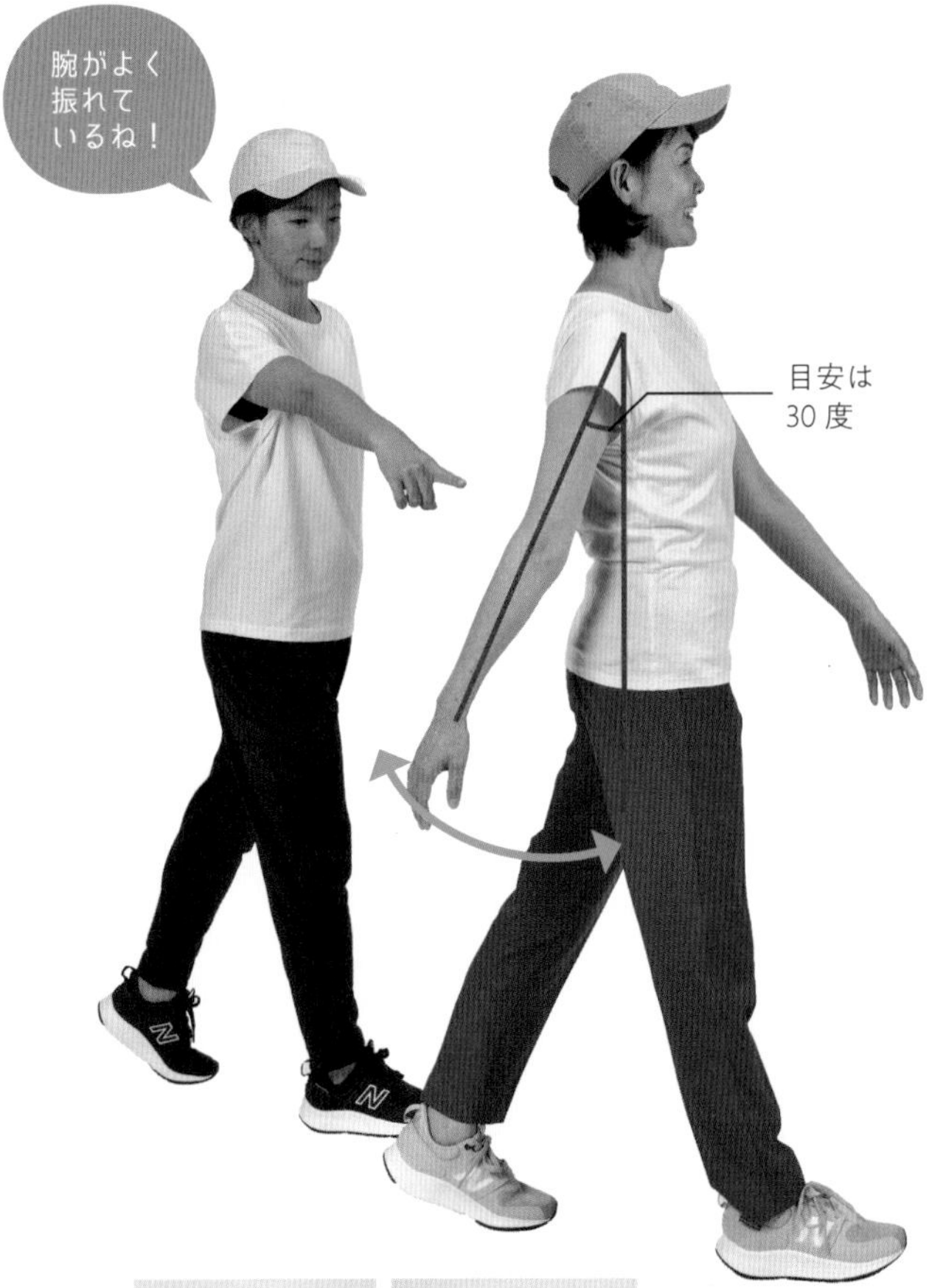


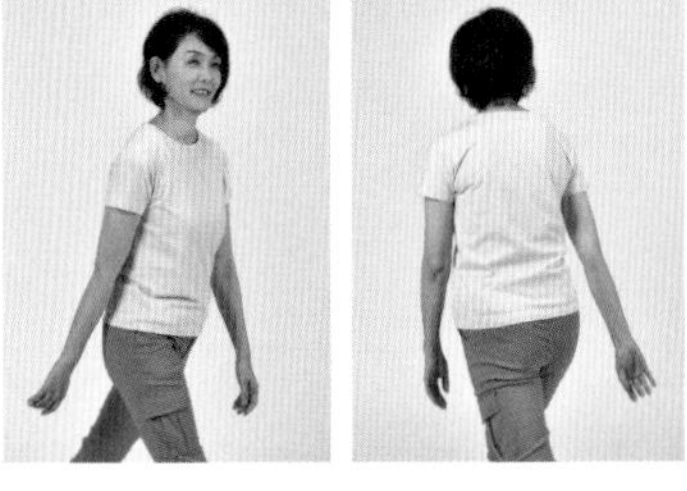

✕ 手のひらの向きが後ろ

### ガイド目線チェック

- ✓ 体よりも手が後ろに振れているか
- ✓ 肩が上がっていないか
- ✓ 手のひらの向きは太もも側を向いているか

## 二の腕に脂肪がつきやすい？

脂肪がつくときも減るときも理論上は全体的に変化し「部分痩せ」はありません。でも脂肪がつきやすいと感じる部分があるのは事実です。

二の腕のように日々使う頻度が少ない部位は、筋肉もつきにくく、むくみやたるみにつながり、脂肪がつきやすいと感じます。

## 二の腕の筋肉はどんなときに使う？

ひじを伸ばすときや腕を後ろに上げるときに使う筋肉です。

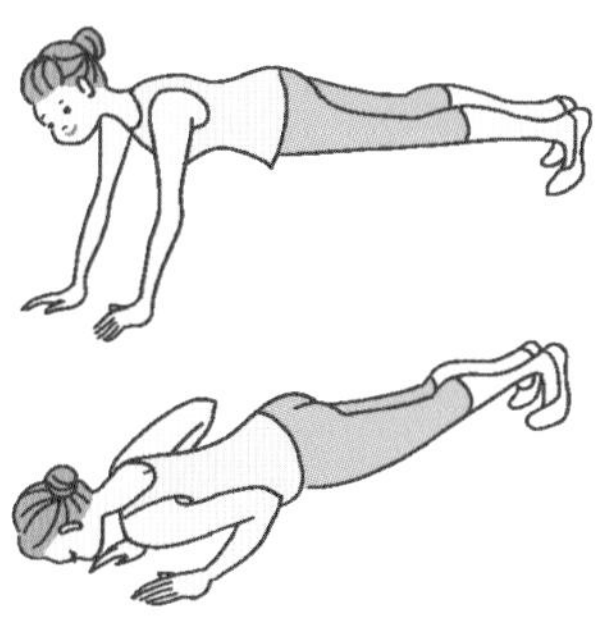

腕立て伏せなど、何かを押しながらひじを伸ばすときに一番使われます。

## ひじを曲げたフォームとどちらがよいか

ひじを曲げて歩くと体幹が安定し、大股で早歩きがしやすいことがわかっています。不安定な場所を歩いたり、歩いているときにバランスが取りにくい方、代謝アップしたい場合は、ひじを曲げて歩くのがおすすめです。

ただ、ひじを曲げると猫背や巻き肩になり肩に力が入りやすいので、肩こりの方、二の腕スッキリや姿勢美人を目指したい場合はひじを伸ばして歩きましょう。

ひじを曲げた歩き方と伸ばした歩き方の違い

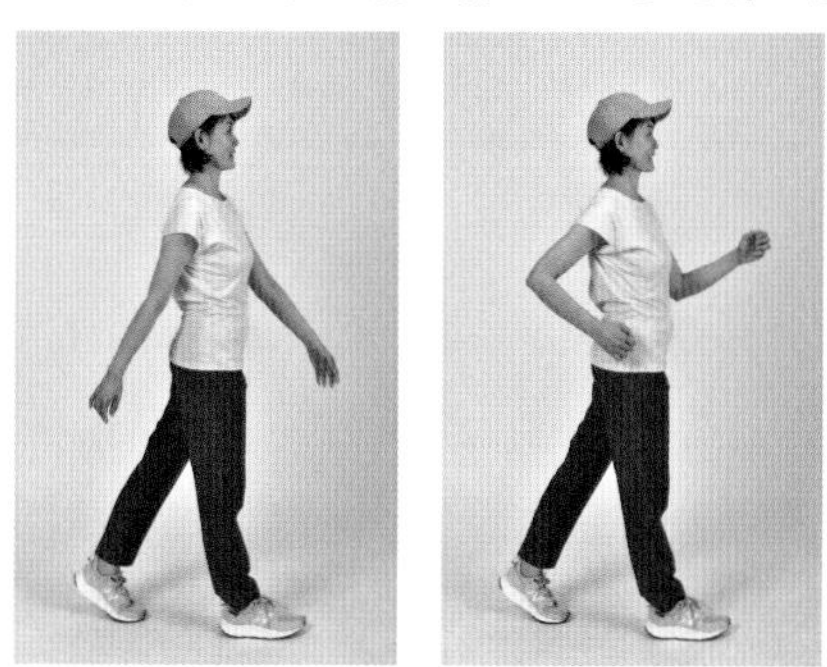

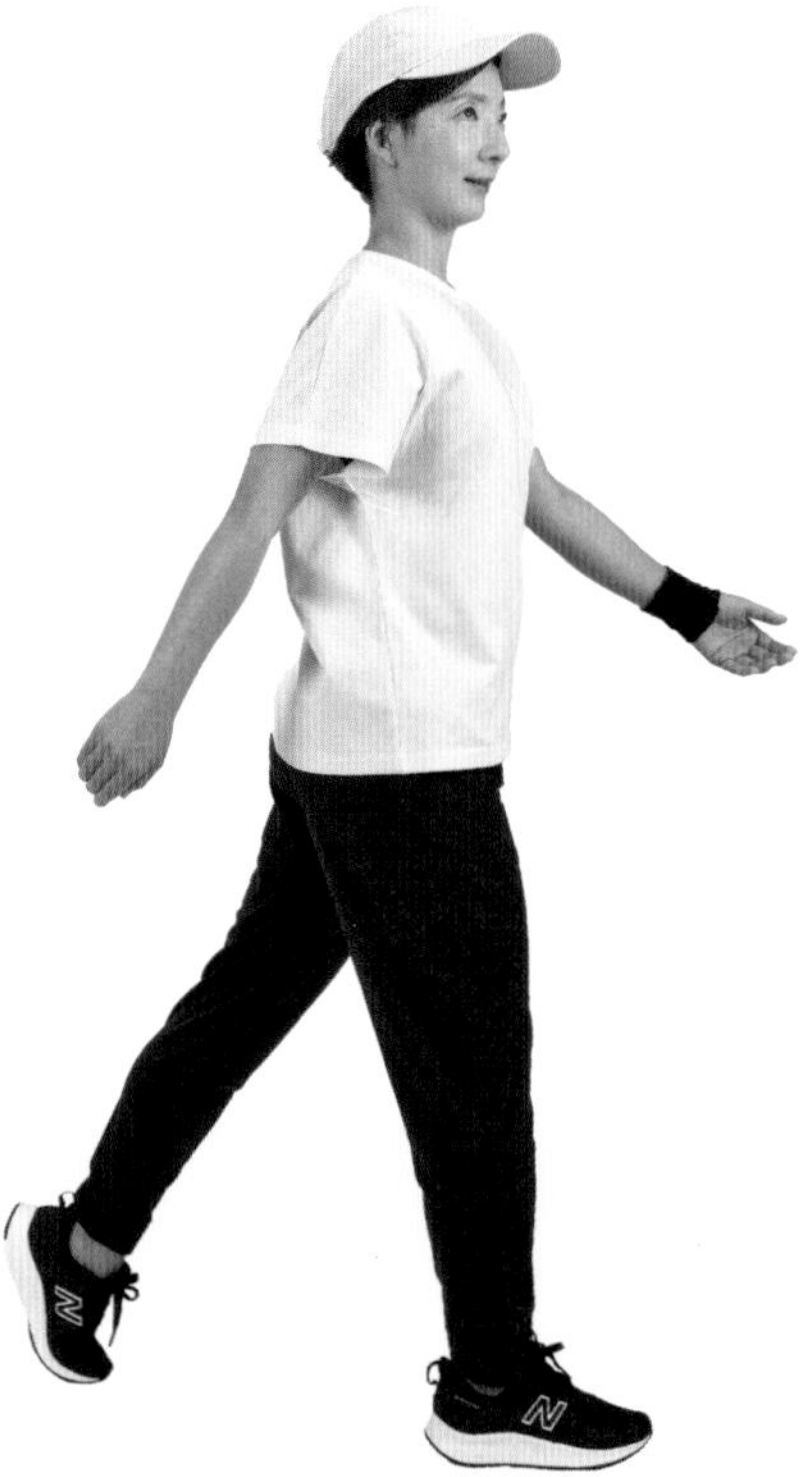

# 美脚・美足

## 一列に並んで足裏を見せる

足裏の体重移動のイメージ

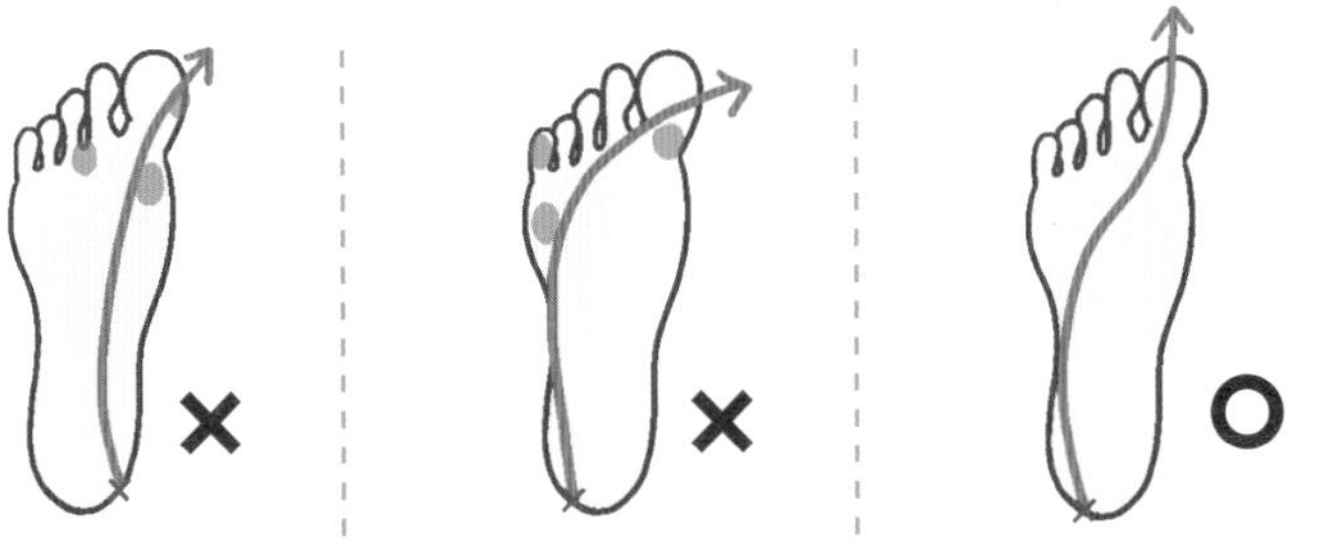

**偏平足**

足裏の内側に体重がかかり、土踏まずがつぶれてくる

**O脚**

足裏の外側に体重が片寄る

**外反母趾**

親指のつけ根の内側に負担がかかる

**正常**

かかと→足裏の外側→親指から抜けるのが正常といわれています。これが崩れてくると脚の形にも影響が出る

**ガイド目線チェック**

- ✓ 足裏が真っすぐ後ろを向いているか
- ✓ かかとが左右にブレないか

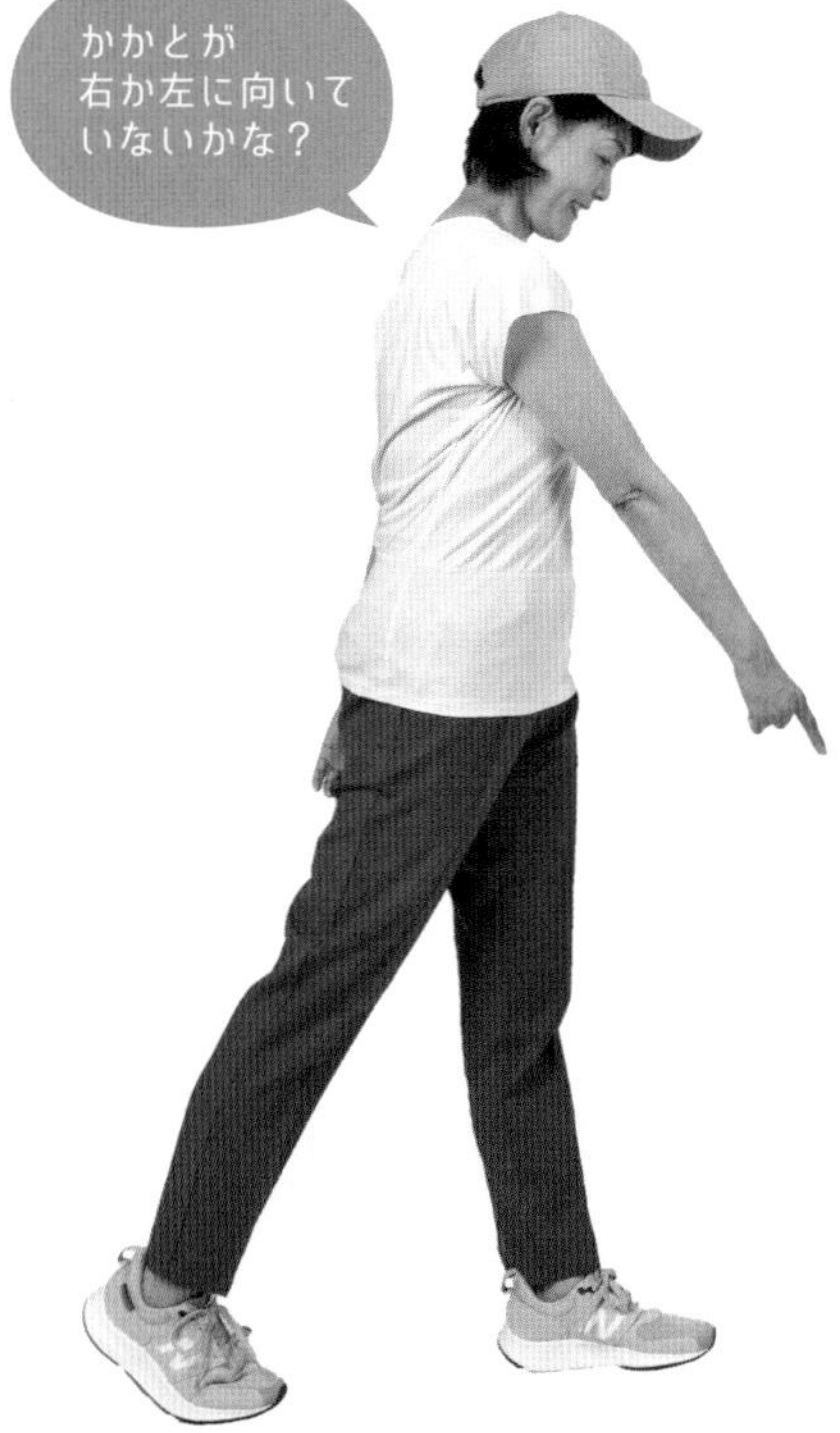


## つま先で蹴り出しすぎは、ふくらはぎに負担！

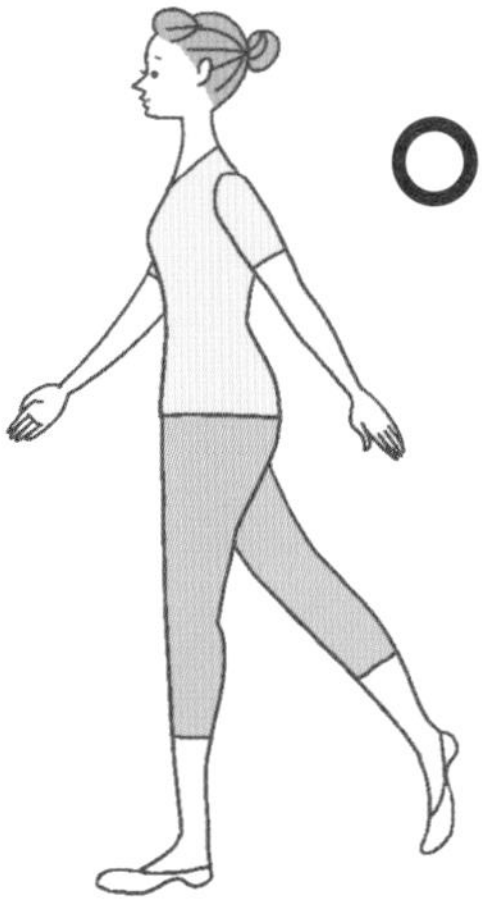

○

後ろ足での蹴り出しではなく、前足に体重を乗せる方が重要。後ろ足はつま先が軽く地面につく程度

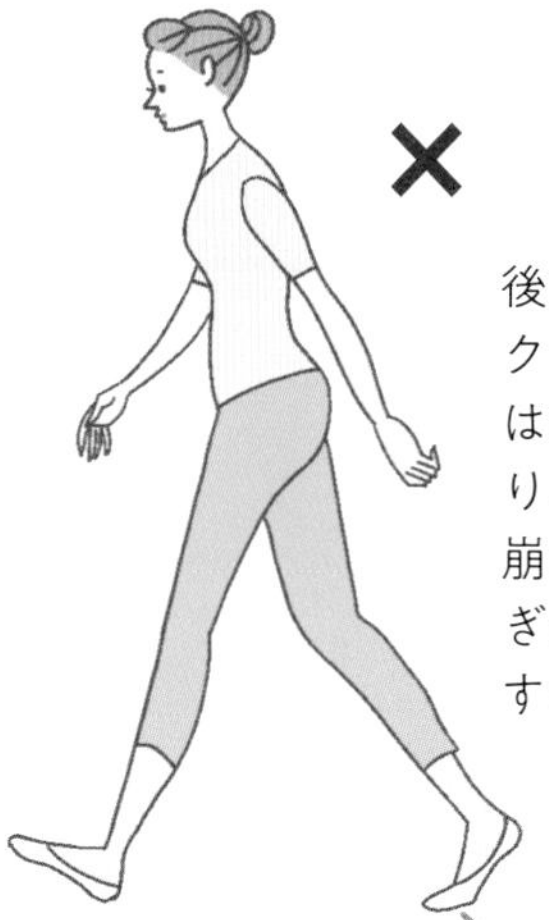

×

後方へ強くキックすると上半身は前のめりになり、バランスが崩れ、ふくらはぎが太くなりやすい

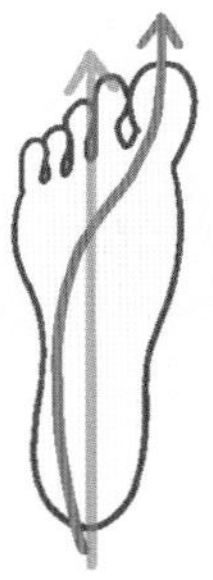

かかとからついて、足の人差し指に重心が真っすぐ抜けるイメージを持ちましょう。

# バランスアップ 後ろ歩き

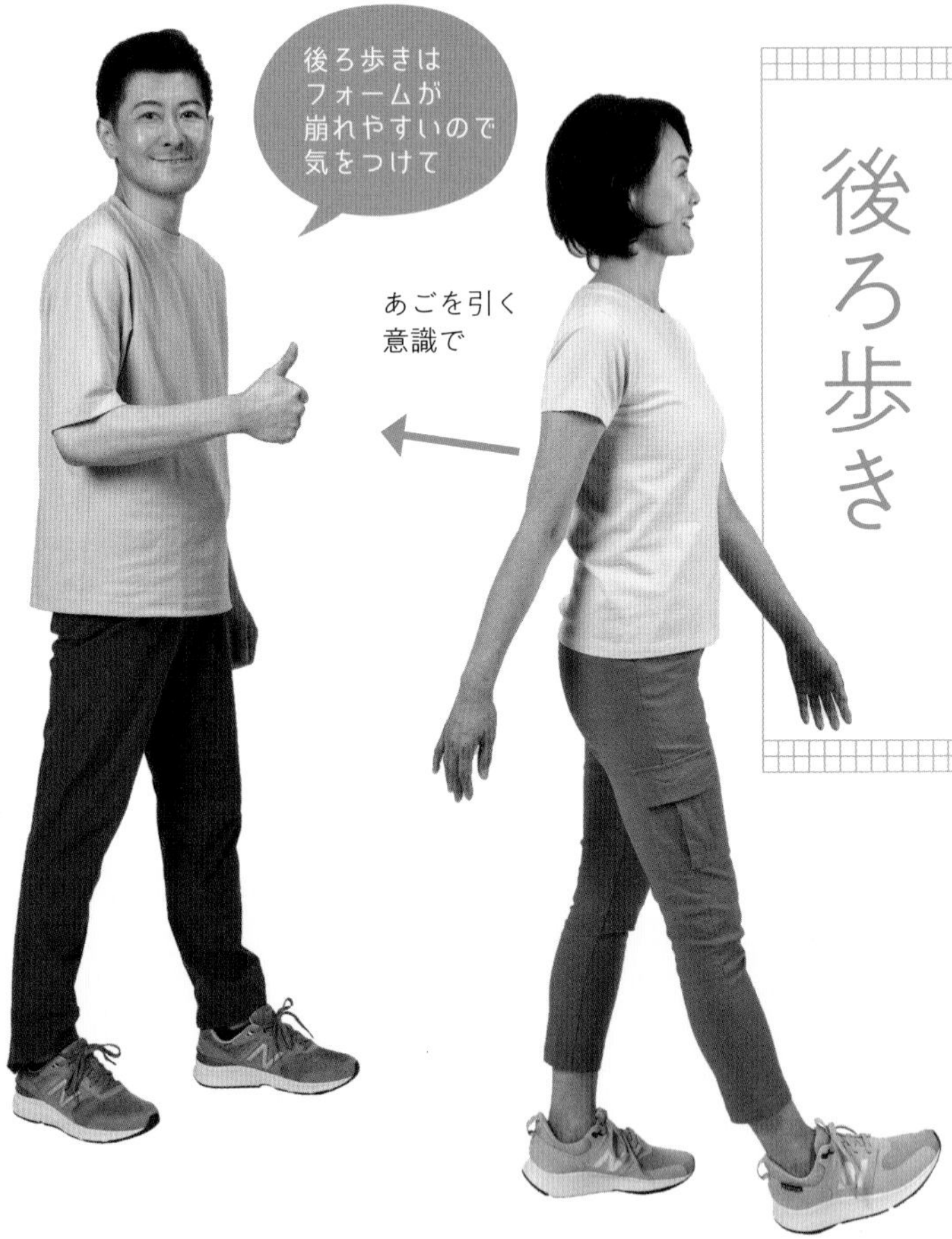
後ろ歩きは
フォームが
崩れやすいので
気をつけて
あごを引く
意識で

ガイド目線チェック

※後ろにいて、危なくないかが大前提。

- ✓ バランスを崩すことがないか
- ✓ 同じ側の手と足が一緒に出ていないか
- ✓ 後ろに出す足がつま先から地面についているか

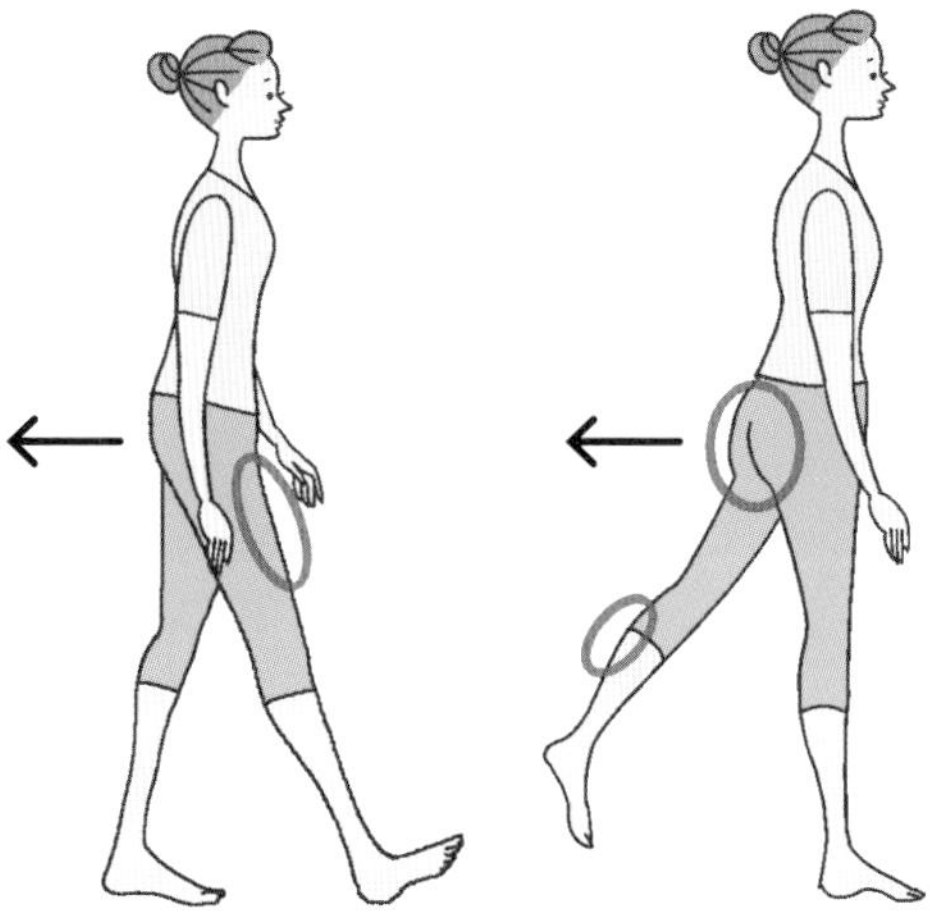

## 前歩きより筋肉を使う後ろ歩き

後ろ歩きは前歩きに比べ、お尻の筋肉である大殿筋やふくらはぎの筋肉であるヒラメ筋を5倍以上使うともいわれるほど、脚の後ろ側の筋肉をしっかり使えます。

上図の赤丸の部分を使う意識で行いましょう。

## 歩いているときの「バランス」の見方

バランスは、上下にゆれる幅と左右にゆれる幅が1つの目安です。

上下の幅では、両脚がついているタイミングが一番低く、片足立ちで足の裏がすべてついている瞬間が一番高く、この差は2㎝ほどになります。

左右も、片足立ちの瞬間が一番外側にゆれるタイミングで、その幅は4㎝ほどです。

体が伸び上がったり、骨盤が左右にブレたりすると、上下左右の幅が広がり、バランスの悪い歩き方といえます。揺れがなくなめらかに移動するのがバランスのいい歩き方です。

# 体に定着
# 早めの速度で手拍子歩き

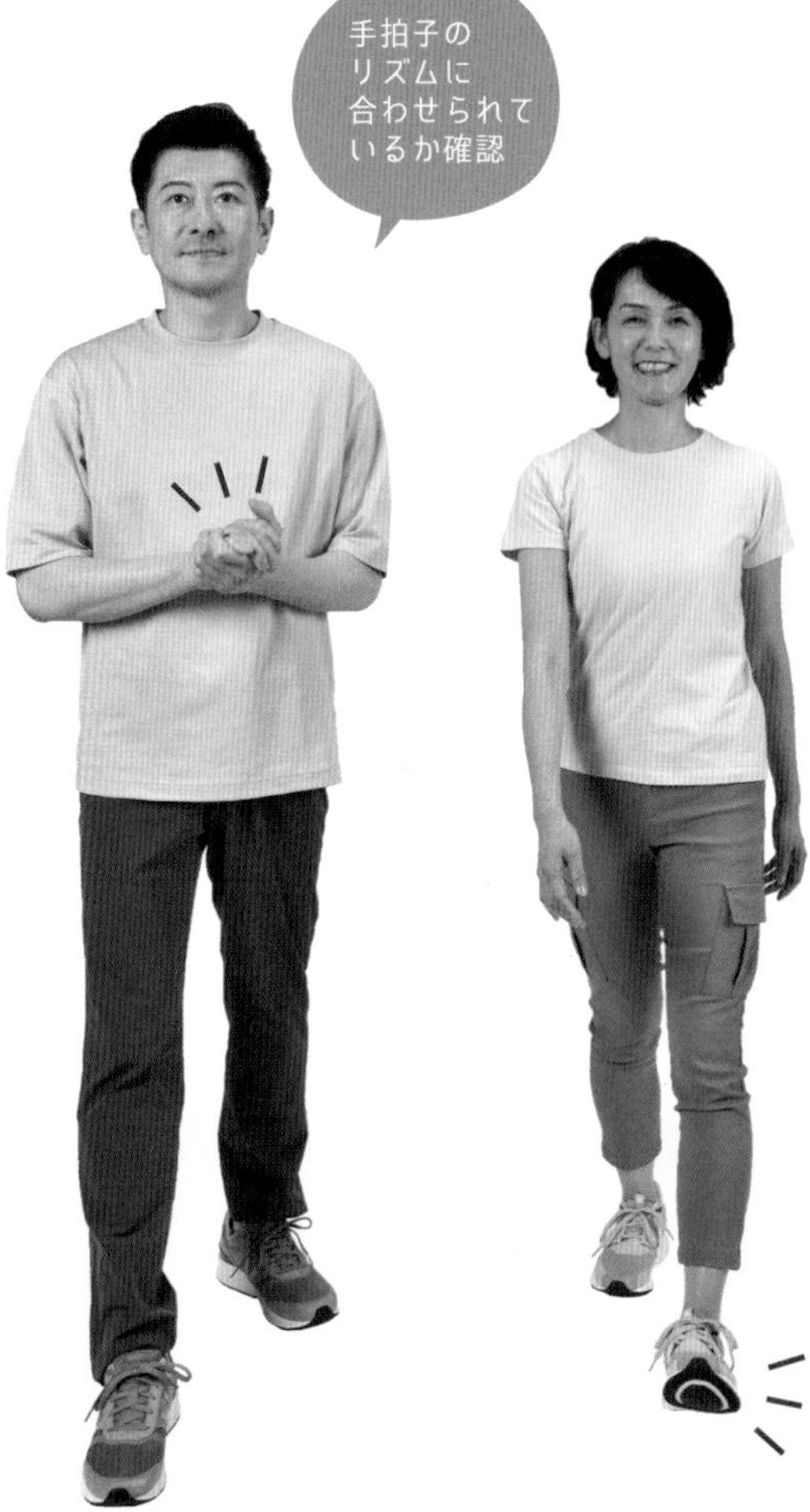


ガイド目線チェック

- ✓ 手拍子をしてそれに合わせて
かかとをつく
- ✓ 意識しなくてもフォームが
身についているかを確認

Column

# 幸せホルモンを出してアンチエイジング

私たちが幸せを感じるときには、100種類以上の物質が関わっているといわれています。

その中でも有名な「幸せホルモン」には、セロトニン、オキシトシン、ドーパミンの3つがあります。

## セロトニン

気分が安定し、健康的な前向きな気持ちにしてくれる物質。お腹の満足感も感じられるので、セロトニンが不足していると、食べてすぐ幸せを感じられる甘いものなどをちょこちょこ食べたくなってしまいます。

## オキシトシン

赤ちゃんを抱っこしたときのような、つながりや愛情の幸福感。性別年齢問わず、脳の疲れやストレスを解消してくれる作用や肥満予防の効果も期待されている物質です。

## ドーパミン

成功を感じたときや達成感など、ドキドキする高揚感を感じます。そしてさらに大きな快楽を得ようという意欲もわいてきます。悪い方に働くと、やりすぎての疲労や、○○依存症などにもつながるためコントロールが必要です。

それぞれ、幸せな気持ちにさせてくれるものですが、セロトニン↓オキシトシン↓ドーパミンの順番での実現が好ましいといわれています。ストレスがなく体が軽く、心が満たされた状態が土台にあるからこそ、より達成感や高揚感を感じられます。この順番が逆になり、達成感のために根を詰めたり無理をしたりすると逆効果です。

「セロトニン」は太陽の光をあびたり、一定のリズムで同じことを繰り返したりするリズム運動で分泌されることがわかっています。「オキシトシン」の分泌は、家族やペットとの関わりやスキンシップ、マッサージ、家族以外でも信頼を感じられたときに増えます。

セロトニンやオキシトシンは、精神の安定から睡眠の質、美肌の効果も期待されており、アンチエイジングにもつながります。

# 3章

# 体も心も整う ふたりウォークの効果を 高める秘訣

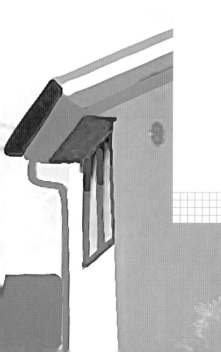

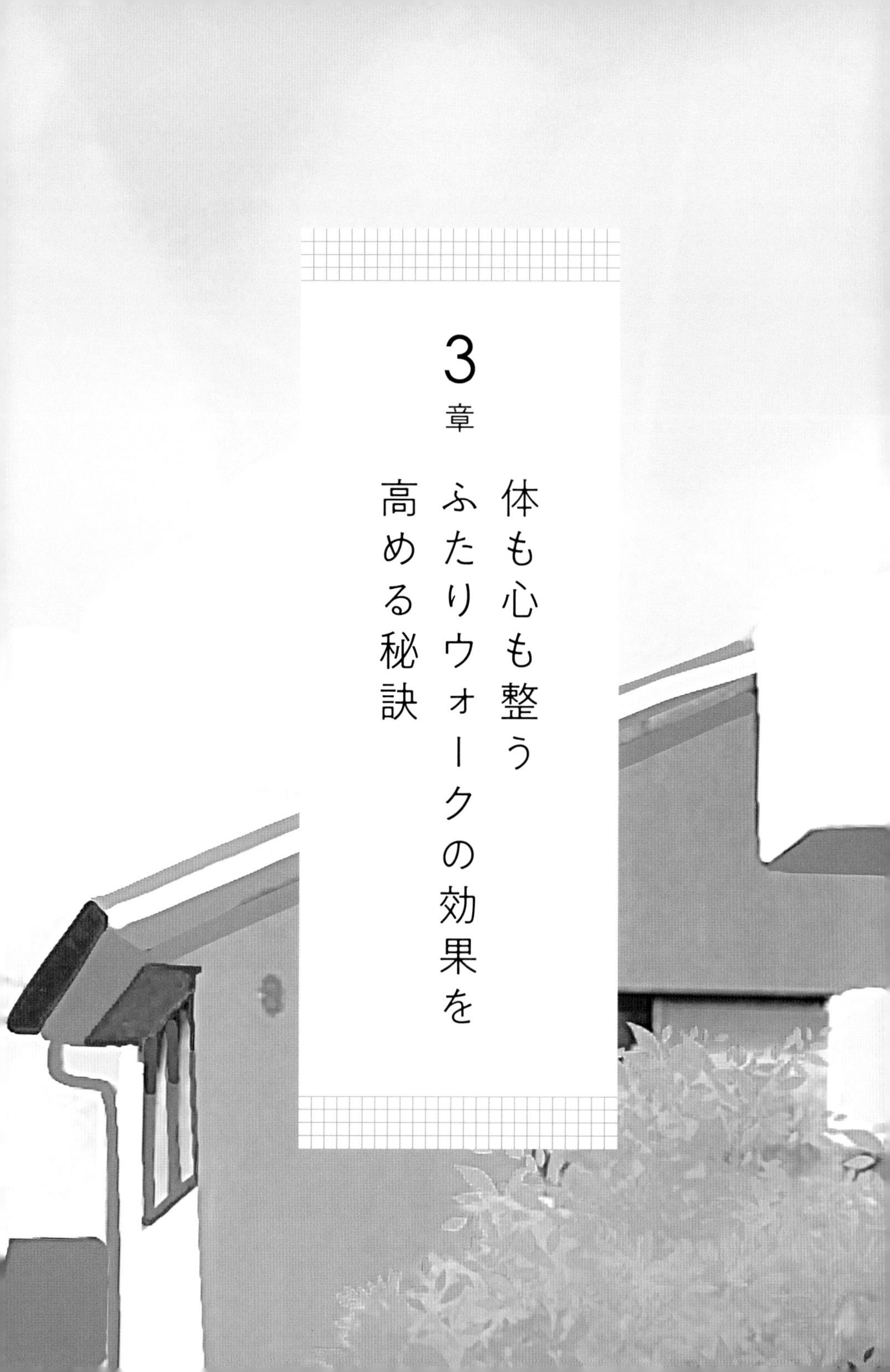

# 伝え方が9割！効果を高める声掛けのコツ

歩き方のチェックポイントがわかっても、実際に伝えようとすると、難しいものです。どんな声掛けをするかによって、体と心の健康はずいぶん左右されます。「ここがよくない」と注意しすぎると逆効果になりかねません。より楽しく、より効果的に伝わるよう、声掛けのコツをお教えします。

## ほめ方3ステップ

ふたりウォークでは「承認する」が一番のポイントです。人間も動物なので、犬や猿と同じように、何かを達成したときに報酬がある（＝ほめられる）

と、もう一度同じことをしたくなることを覚えておきましょう。ふだんほめ慣れていない方も、次の3つのステップを意識して伝えることから始めてみてください。

## ❶ まずは2章のチェックポイントと比べて「いいね」

ほめるのが苦手という方も、一緒に歩きながら「いいね」「そのフォームきれい」「この前よりうまい」と、簡単に伝えるだけでもまずはOKです。悪い部分をたくさん指摘するよりも、いいときに「いいね」を伝える方が、人は身につきます。

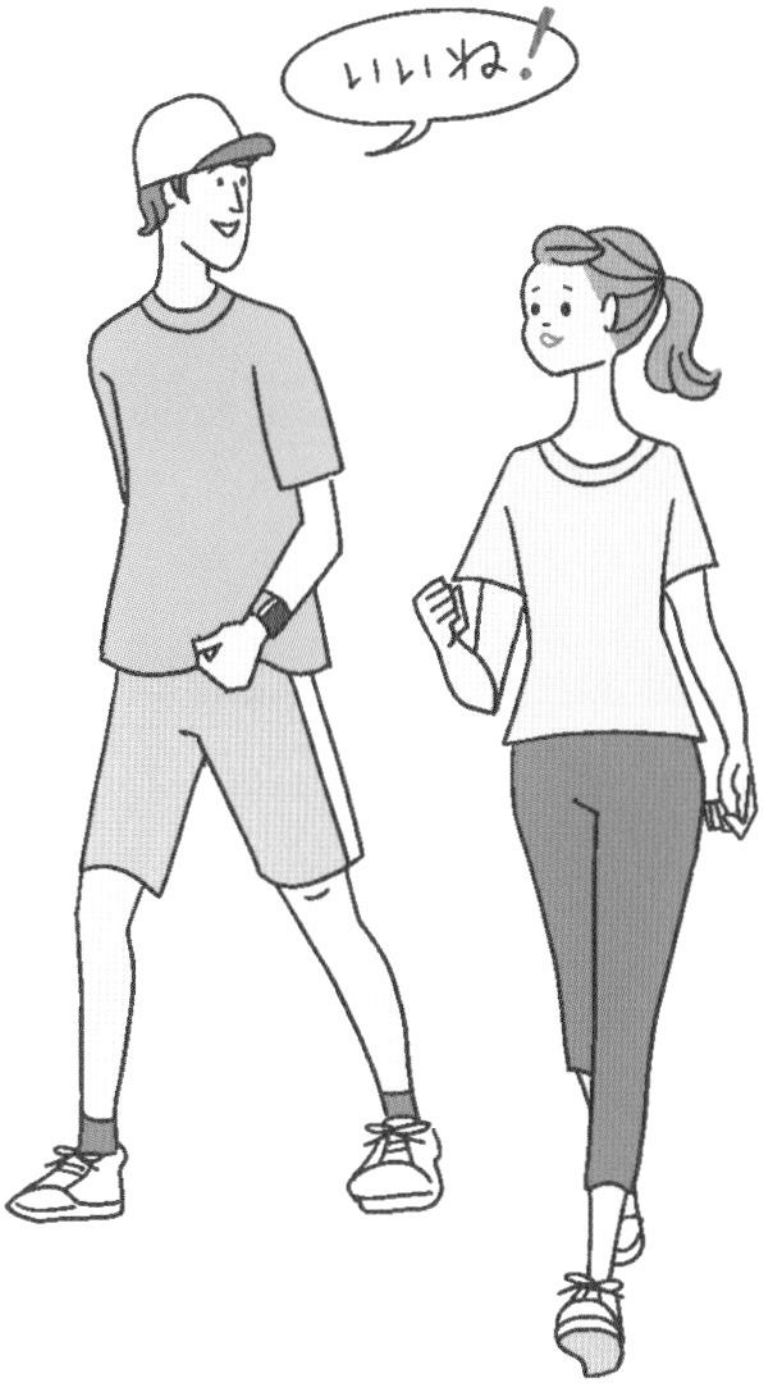

## ❷ 慣れてきたらその過程にも目を向ける

結果だけほめるのではなく「毎日続けてすごい」「頑張ってきたから体型が変わった」など、その過程も加えることで、やる気もアップします。ウォーキングは継続も重要です。過程も含めて、一緒に歩いている人が見ていてくれるとわかるだけで、もっと続けようと前向きになります。

## ❸ 一番大切なのは、一緒にすごす時間の承認

これは毎回伝えてほしいことです。

「(そのままの)あなたと一緒に歩けてう

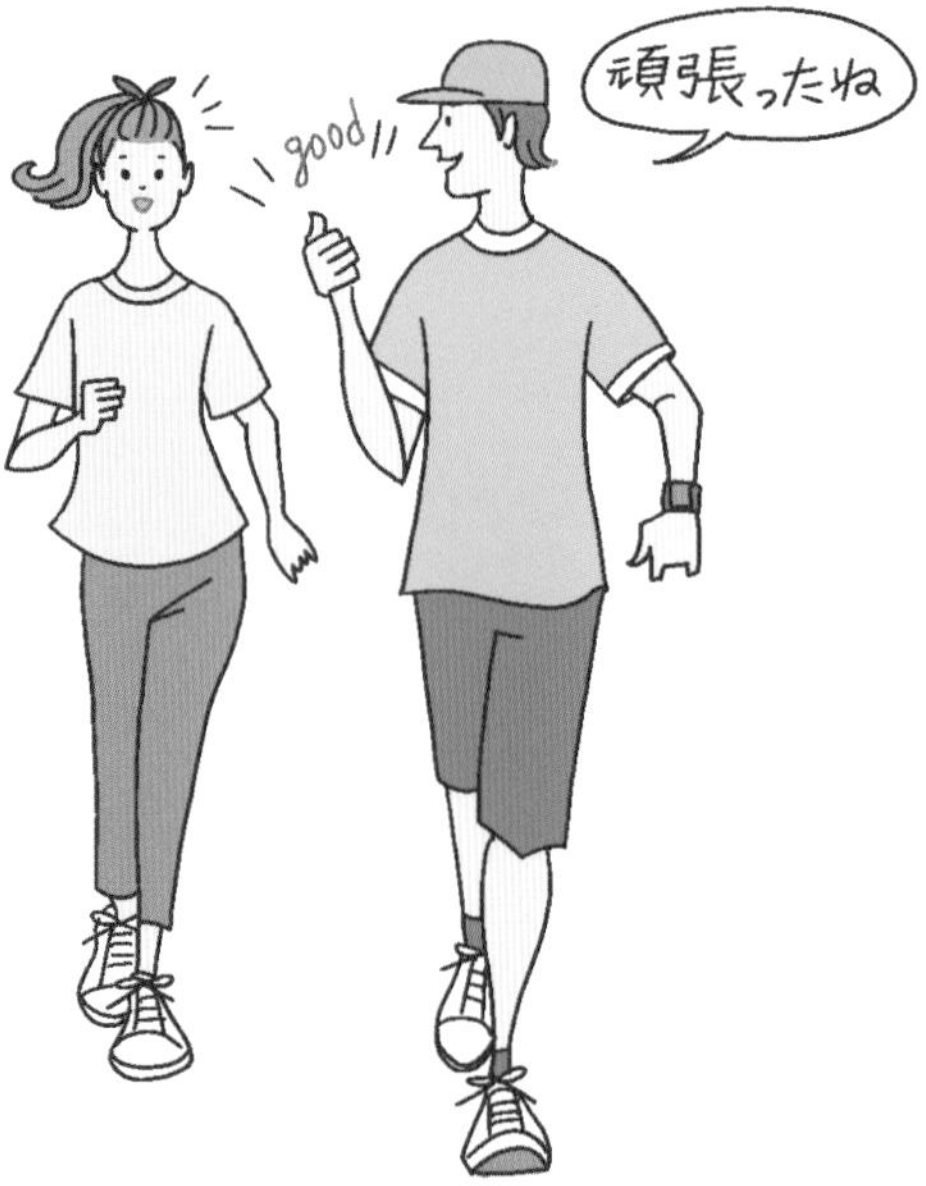

れしい」「この時間が楽しかったね」とお互いに伝えあうことで、体だけではなく心もほっこりして、幸せホルモンの分泌も増え、より前向きになれます。

## 具体的な伝え方

### ◎できるだけ直後に伝えてフォームを美しく

「さっきのアレ、よかったよ！」

「さっきってどれ？」

そんな会話をしたことありませんか？

言葉や行動なら「さっきの◯◯がよかったよ」と言い直せばいいのですが、ウォー

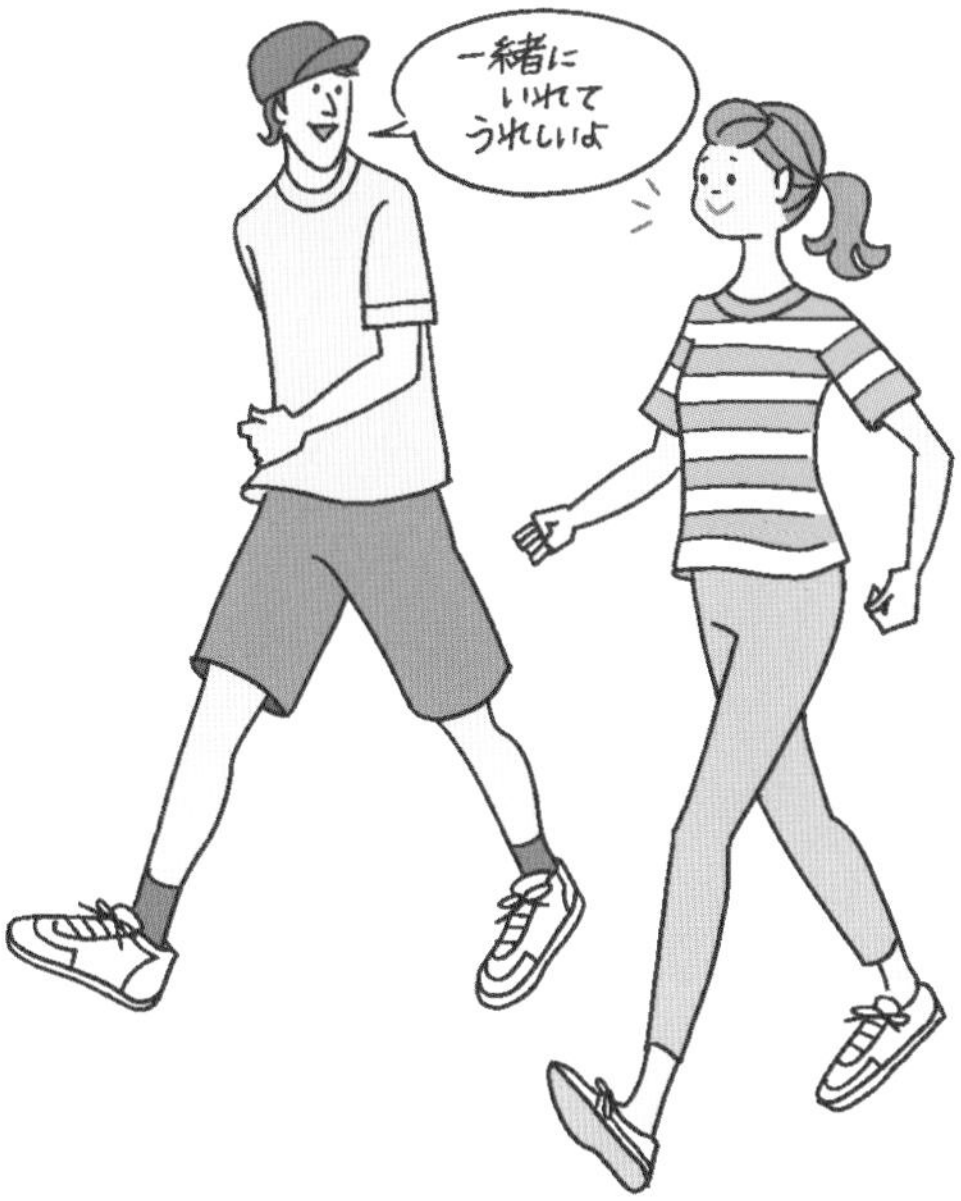

キングは同じ動作を繰り返す運動です。少し経ってから「さっきの脚の振り出し方がきれいだったね」と言われても「さっき」がどのタイミングのことかわかりません。

いいなと思ったその瞬間に伝えてあげるのがベストです。チェックポイントや注意点も同じように、その瞬間に伝えましょう。

## ◎人によって違う！伝え方2種類の使い分け

伝え方には次の2種類があります。

①「少しあごを引いて」「肩から腕を大きく振って」など、実際の体の動きを伝

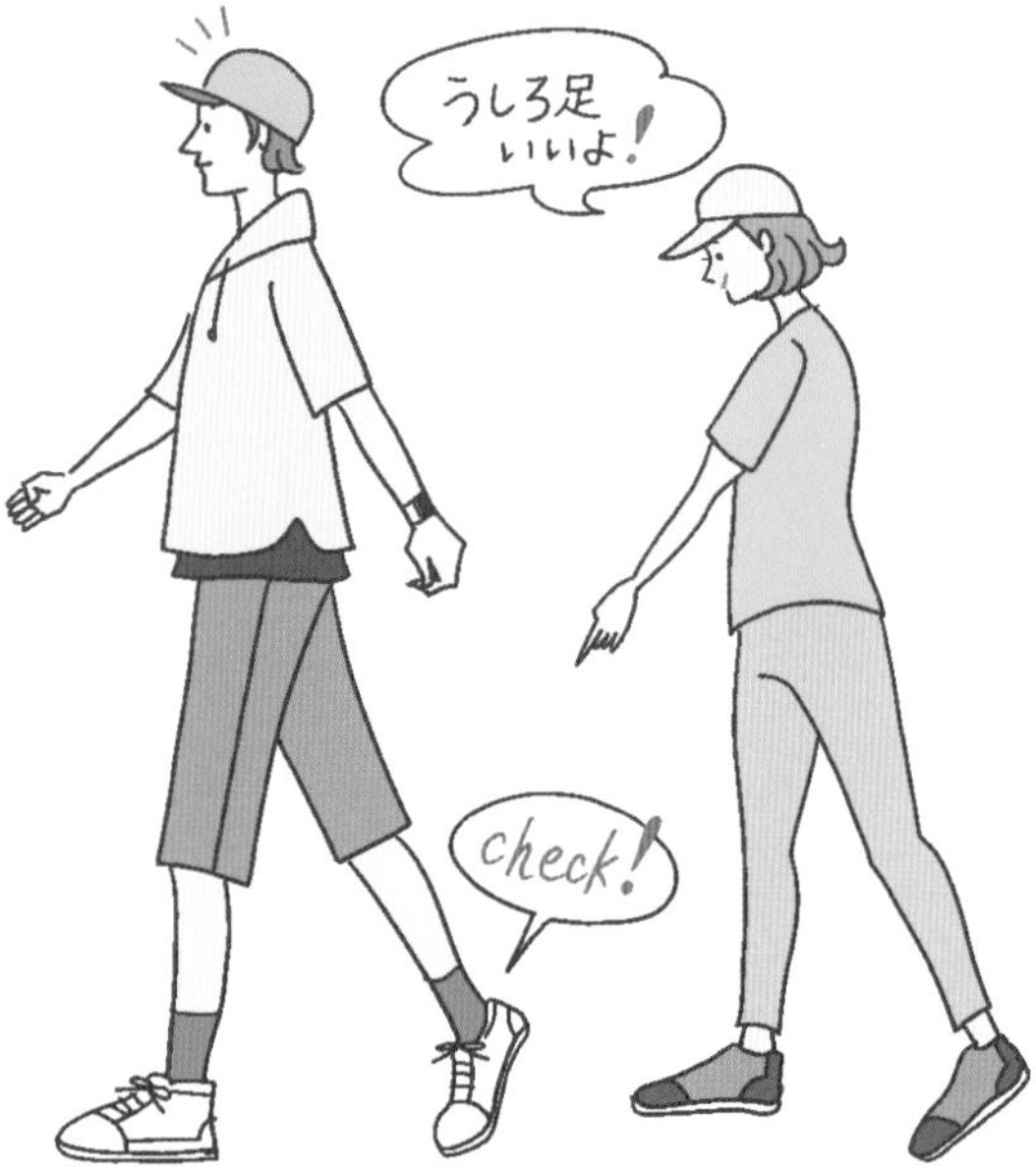

える方法

②「目線はあのビルの高さあたり」「反対側の足に近づけて」など、環境を使って促す方法

どちらも有効なフィードバックの方法ですが、ふたりウォークでは①の伝え方で、体の動きを修正する感覚を身につけることを目標にしています。

体に触れてサポートしながら、相手の手を持って「このくらいまで大きく振って」など、具体的に伝えるとわかりやすくなります。

でも、なかなか身につかない、という場

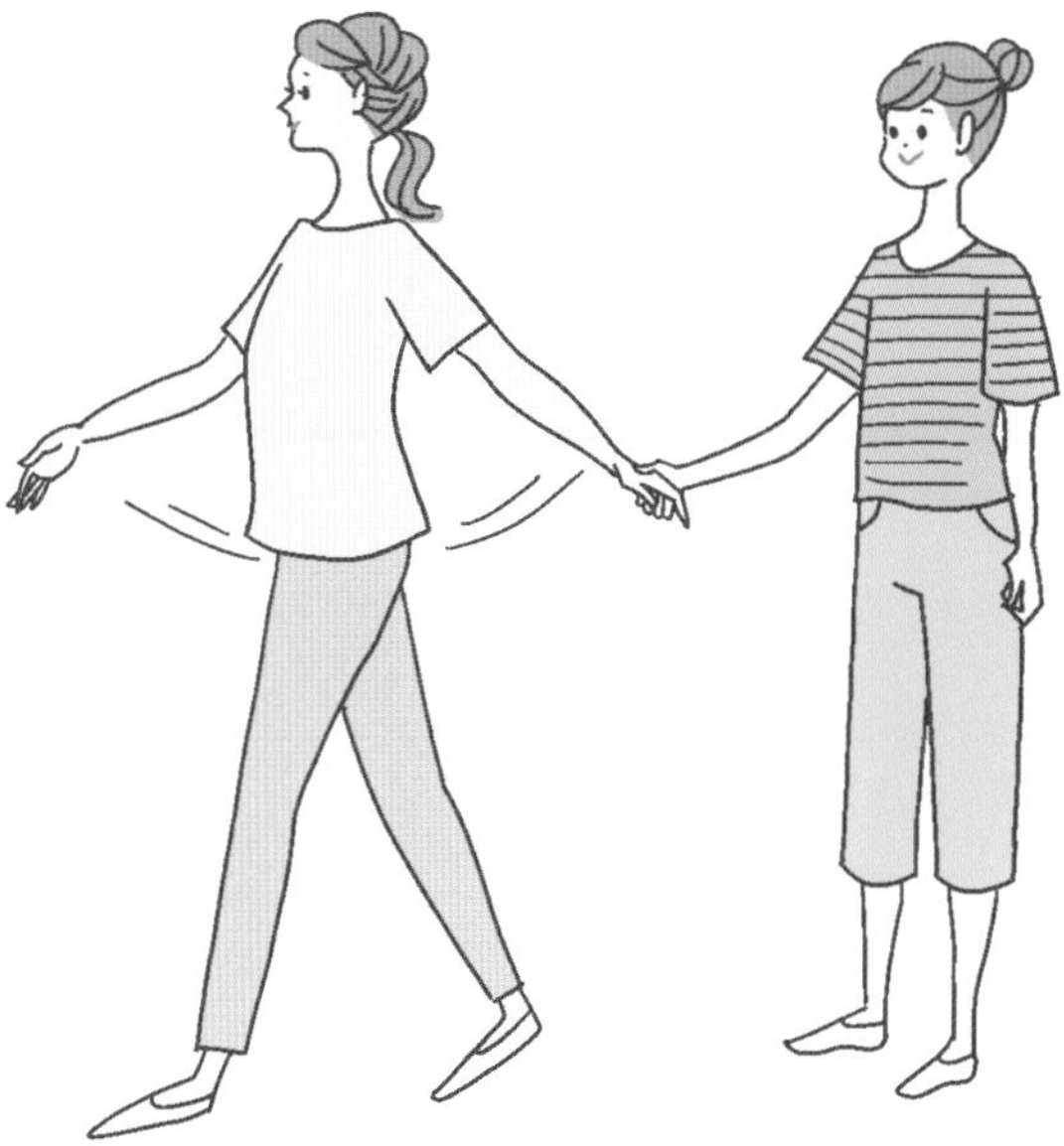

合には、②の環境や目印を見つけたアドバイスを活用してみてください。「脚のつけ根から大きく振り出して」と言ってもなかなかうまくできない相手に「足の前にある大きな石をつま先で蹴るイメージだよ」と伝えると、さらっとできることもあります。

どんな伝え方だとわかりやすいかを考えるのも楽しみの1つです。

## ◎伝えすぎ注意！ガイドは5分に1つ程度

スポーツ選手には必ずコーチがついています。コーチからのフィードバック（ここではパフォーマンスを上げるための指導や

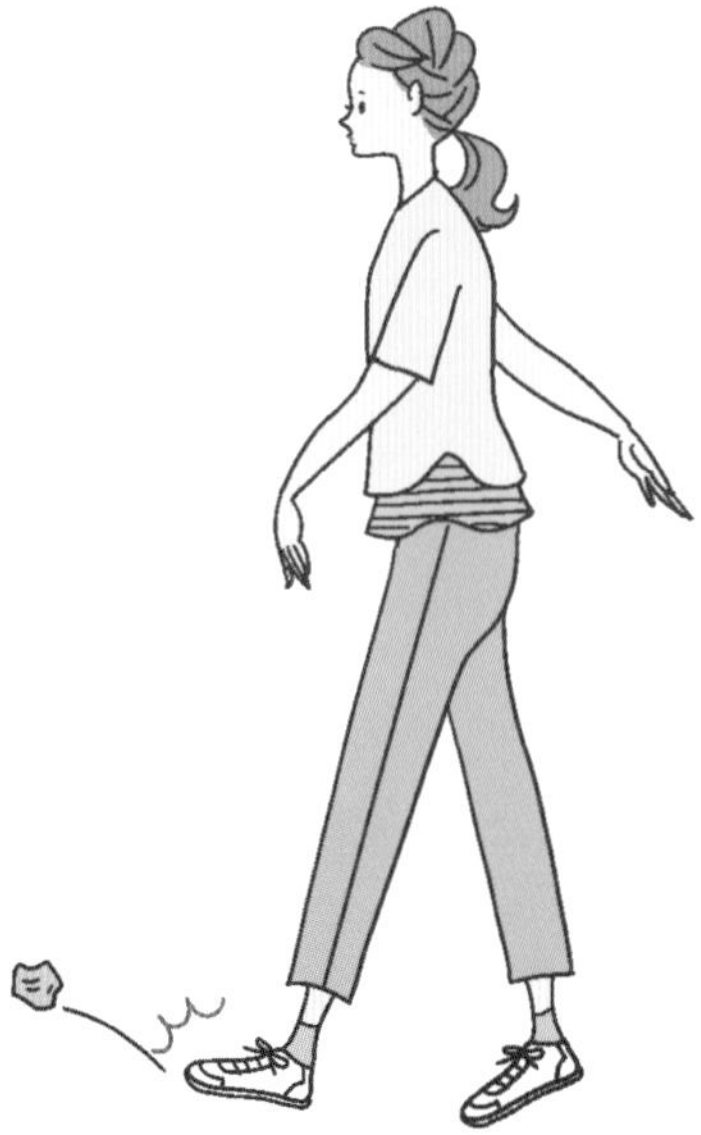

アドバイス）は、されればされるほど上達するような気がしますが、実は逆です。

毎回フィードバックを与えられてしまうと、自分では考えられず、外からのアドバイスにだけ頼るようになってしまいます。正しいフォームを身につけて、自分でも修正できる能力を身につけてもらうには、その人自身で考えたり修正したりする時間も必要です。

ふたりウォークはチェックポイントがたくさんあります。１つ指摘をしたら、そこから5分は何も言わず、自分で意識しながら歩いてもらうなど、伝えすぎには注意しましょう。

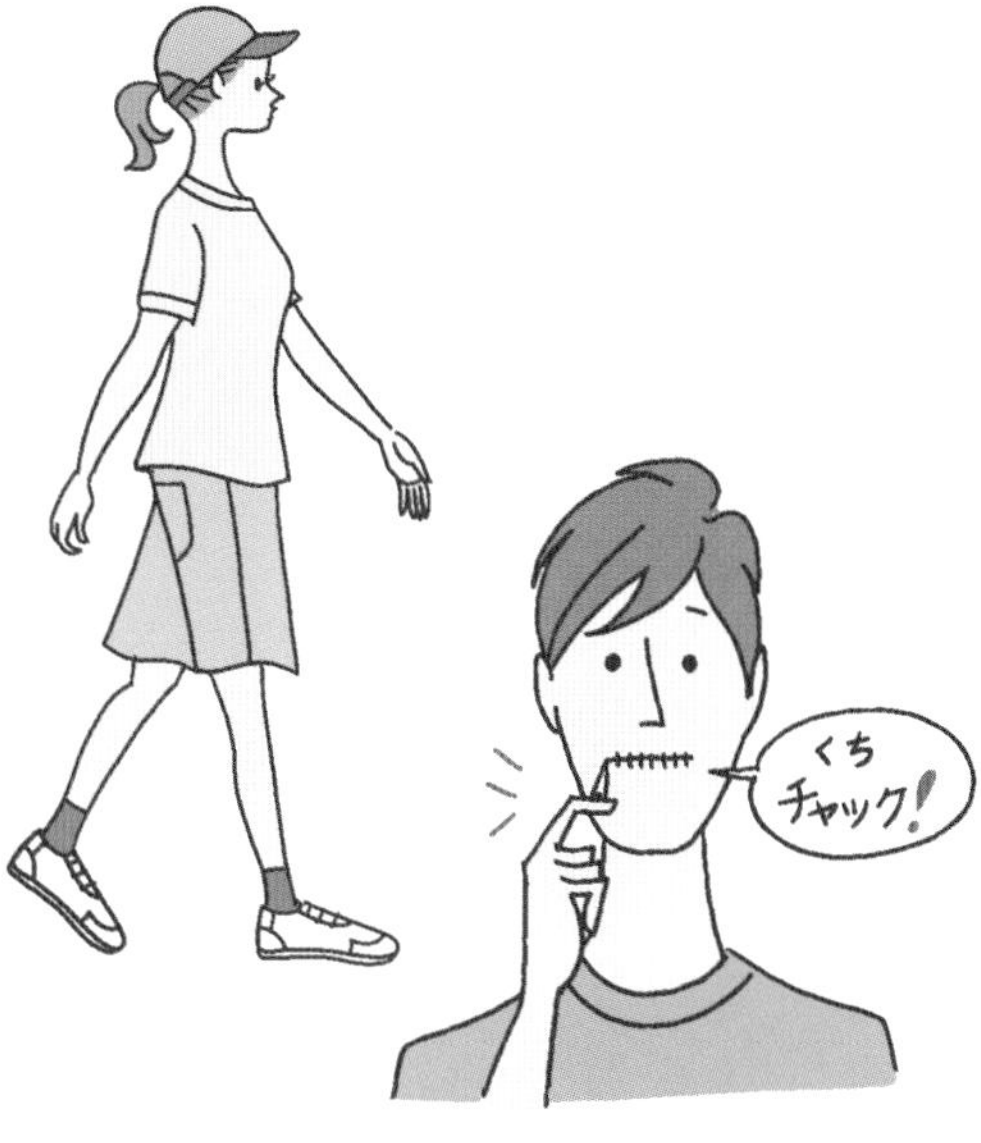

# 最小限のチェックから ふたりで実践していこう

## 「ふたりウォーク」のはじめの一歩

2章ではたくさんのチェックポイントを紹介しました。最初に行ってほしい組み合わせは、以下の2つです。

**❶ウォーキング開始前の姿勢チェック**
**❷体の悩みの項目を1つ**

毎回歩き始める前に姿勢のチェックをして前回と比較することで、体が変化しているかどうかの指標になります。また、歩く前に姿勢を整えれば、1歩目から気持ちよく歩き出すことができ、フォームも崩れにくくなります。悩み別の項目は、慣れてきたら少しずつ追加してみてください。

## フォームの確認は出発前の部屋の中でもOK

公園など広い場所なら可能ですが、道の幅が狭かったり、人目が気になったりして恥ずかしい、という方もいらっしゃると思います。そんなときには、ウォーキングに出発する前に、家の中で確認するだけでもOKです。

お互いの立ち姿勢をチェックしてみたり、「今日は○○に気をつけて歩こう」と声を掛け合ってみたりしてから外に出ましょう。家を出る前に確認したことをお互いに伝え合ったり承認し合ったりすることで効果は高まります。

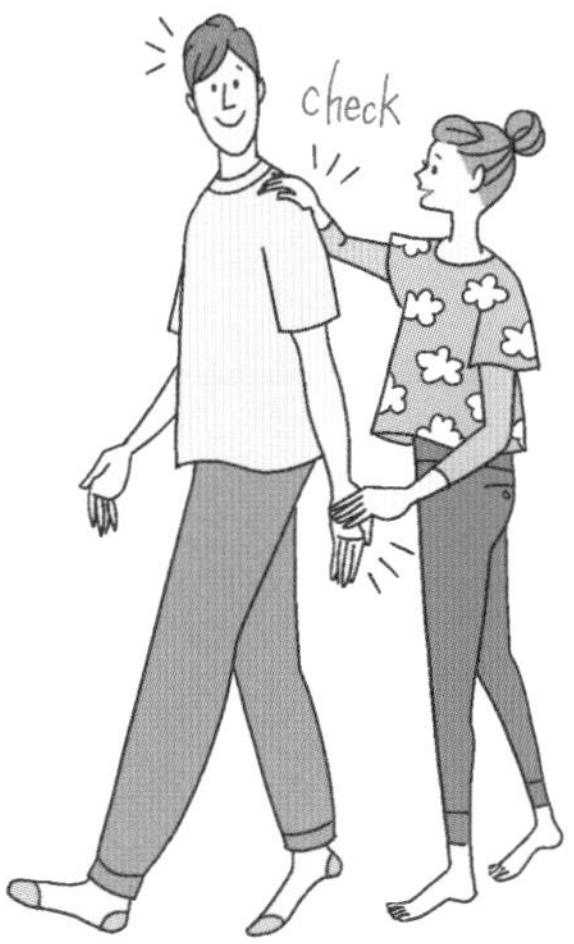

また、外に出ると、履いているシューズの影響も受けるため、外反母趾など足の変形がある方は、足裏の感覚をつかむために家の中でのフォーム確認は積極的に取り入れてみてください。

## 目安のスピードは「なんとか会話ができるくらい」

ウォーキングでは中強度の速さが推奨されています。中強度の速さとは「なんとか会話ができるくらい」のスピードです。ウォーキングしながら会話をして息が上がるまではいかない、その手前くらいを目指します。

これまで運動習慣があるか、体力があるか、そして、年齢や病気の有無によって「中強度」は異なります。20分続けて歩いても疲れない範囲のスピードから始めましょう。

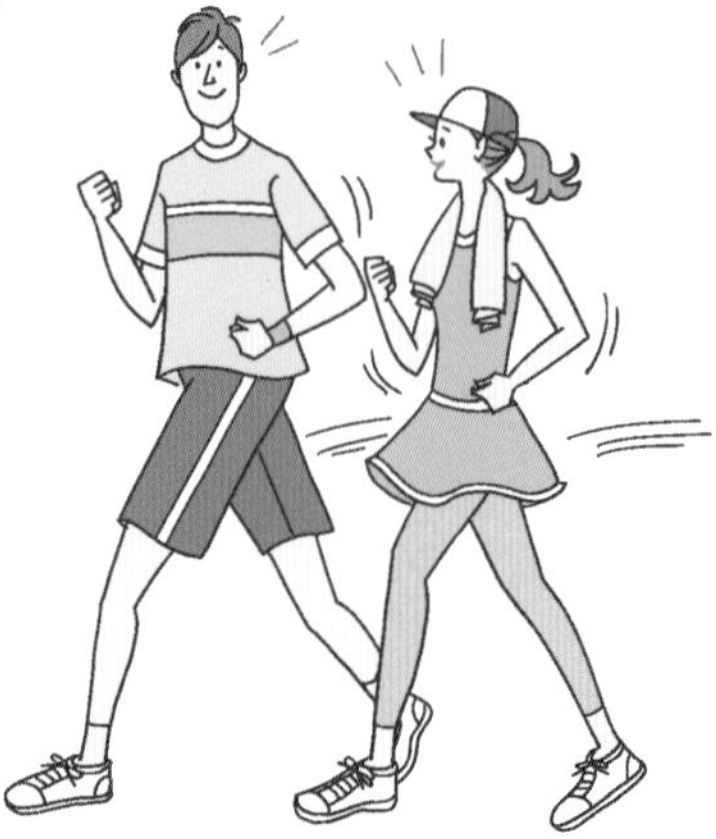

# ウォーキングの注意点

## ウォーミングアップとクールダウン

ケガや疲労を予防するため、ウォーキングの前後に、軽いストレッチを習慣にしましょう。取り入れやすいストレッチをいくつか紹介します。

●**ウォーミングアップ**：「これから運動するよ！」と体を起こす役割があります。はずみをつけたストレッチがおすすめです。

●**クールダウン**：体を落ち着かせて筋肉痛予防などの効果も期待できます。30秒以上じっくり伸ばしましょう。

# ウォーミングアップ

## アキレス腱伸ばし

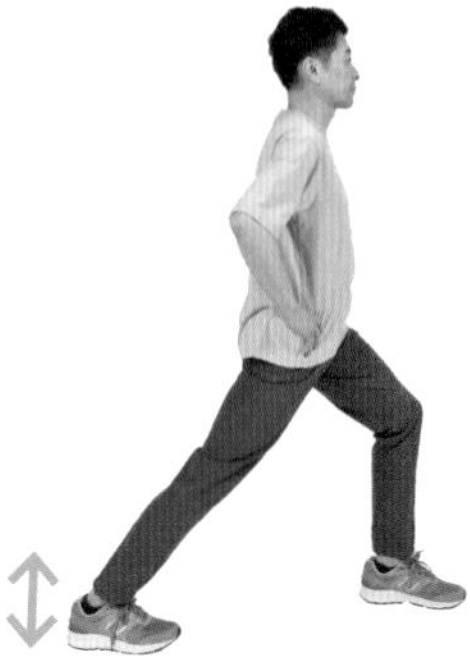

両脚を前後に開き手を腰に当てます。両方の足の裏は床につけたまま、前のひざをゆっくりと曲げます。後ろ足のかかとを床から離したりついたりしながら、ふくらはぎからアキレス腱を伸ばしましょう。
10回程を目安に反対側も行います。

## 体回し

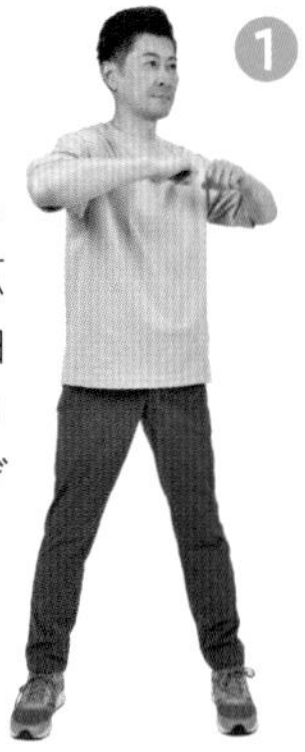


肩幅より少し広めに足を広げ、ひじを曲げて肩の高さまで手を上げます。

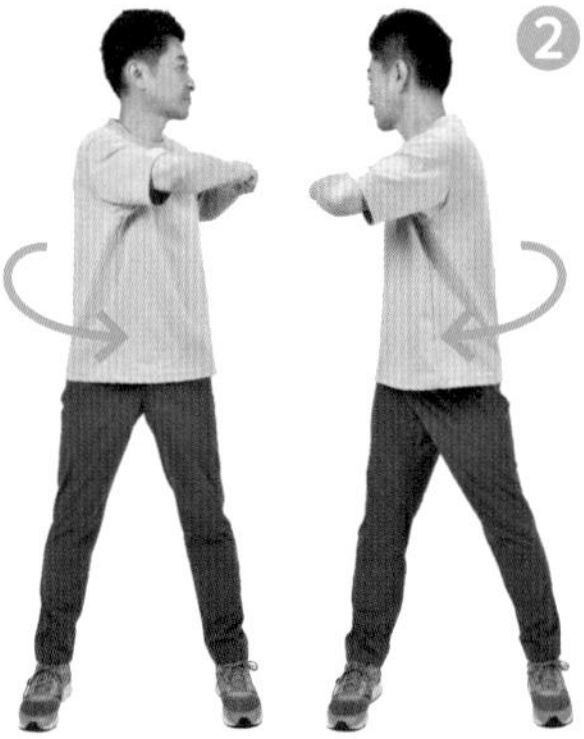


ゆっくりと左右交互に上半身をひねります。往復10回が目安です。

## 股関節伸ばし

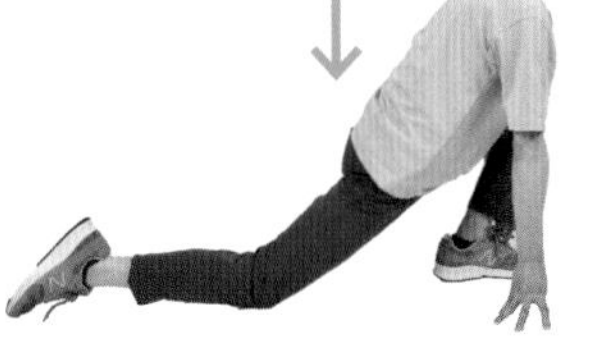

片ひざ立ちになって両手は床につきます。後ろのひざと足の甲は床につけ、腰を床に落とすように前ひざを曲げていきます。
足のつけ根の前（鼠径部）が伸ばされている感覚で10秒キープ。反対側も行います。

# クールダウン

## 体横伸ばし

肩幅より少し広めに足を広げ、右手を上に上げて体を左横に倒し30秒体側を伸ばします。反対側も同様に。パートナーがいる場合は、腰に手を添え、手を上げた側へ押しながら、上側の手が伸びるようサポートします。

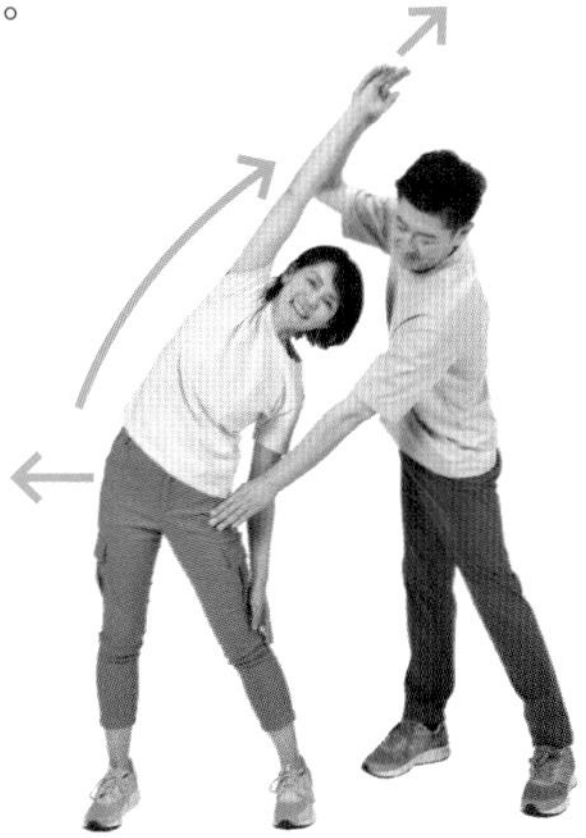

## アキレス腱伸ばし

片足を前に踏み出し、後ろ足のかかとを浮かさないようにして前のひざをゆっくり曲げていきます。このとき、後ろ足のひざが曲がらないよう注意して、30秒以上伸ばします。両足行いましょう。

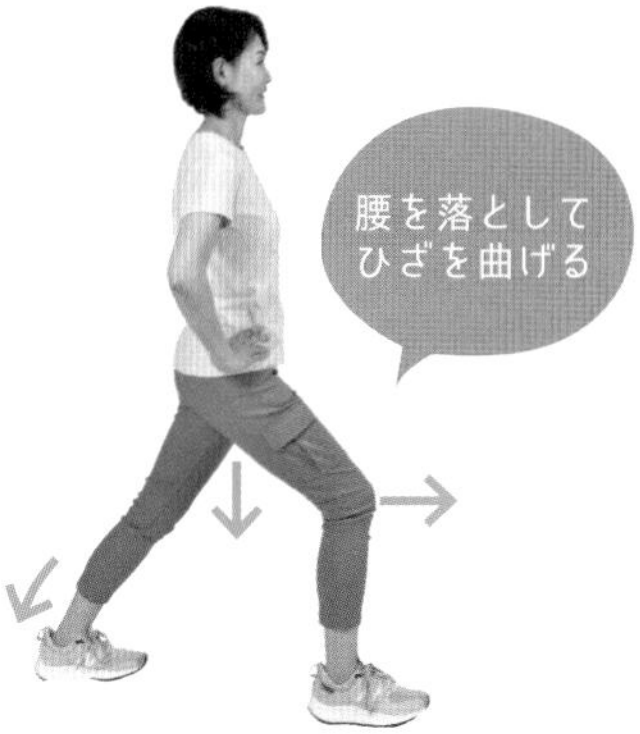


## 太ももストレッチ

❶

パートナーの肩や椅子の背などに手を置いて立ち、片方の足を持ってかかとがお尻につくようにひざを曲げていきます。

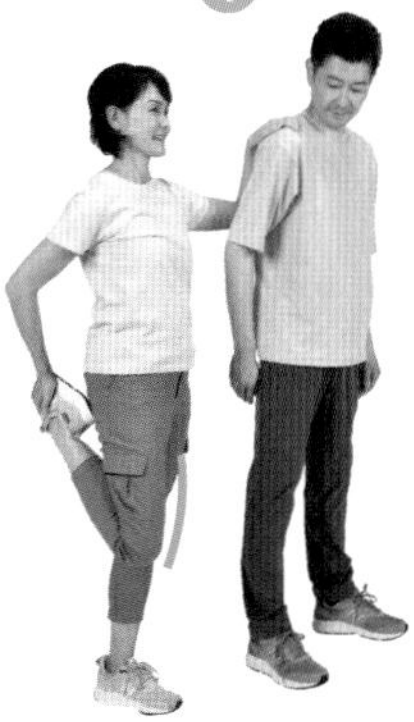

❷

さらに伸ばせる方は、反対側の脚よりもひざが後ろにいくよう手で足を上方に引きます。30秒ほど伸ばしたら、反対側も行います。

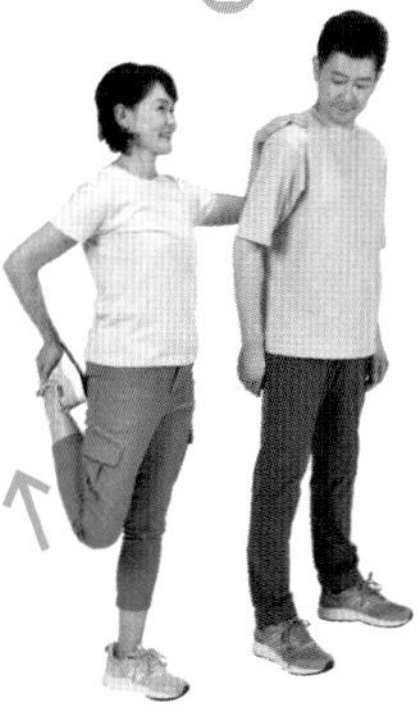

## 頑張りすぎない・無理をしない

2章では、姿勢や不調についてたくさんのチェックポイントを紹介しました。ここで知っておいてほしいのは、いずれも「運動学的に正しいフォーム」ということです。体の筋肉を一番よく使えて、疲れにくい動き方を紹介しています。

ただし、もともとの骨格や姿勢、現在の状況によって当てはまらないこともあるので注意してください。

以前、訪問看護師向けに患者さんの歩くリハビリ方法をレクチャーする機会をいただいた際、看護師さんから「何度お伝えしても、歩幅が狭く、かかとから足がつけない方がいます」と相談を受けました。つま先をあげてかかとからつく歩き方は、転倒防止に有効です。

その患者さんの写真を見せていただくと、変形で両ひざが少し曲がったまま伸ばすのが難しい方でした。ひざを最後まで伸ばせなければ、大股で歩いたり、かかとからついて歩いたりするのは足首の角度から考えて困難です。この場合、無理につま先を上げようとするとバランスを崩す可能性もあります。

変形まではいかなくても、スポーツのクセや昔のケガなどで足首が硬かったり、猫背が強かったりする場合も同じです。正しいフォームを目指そうと頑張りすぎると、他の部分に負担や痛みが生じることもあります。正しいフォームを参考にしながらも、あなたの体にとって安全で負担がないように注意しましょう。無理は禁物です。

Column

# ひとりで歩く時間も「ふたりウォーク」を意識して！

ふたりウォークでは、ウォーキングを通して家族やパートナーと一緒に健康に取り組む時間を大切にしています。でも、それに加えて「歩くフォームを見直して見た目も改革する」というのが大きな目的の1つです。

家の中の移動や通勤時、買い物に行く道中など、ふだんの生活の中で、歩く場面はたくさんあります。「この前、手の振り方をふたりで確認したな」とか「私は反り腰に気をつけるんだった」など、ひとりで歩く時間も「ふたりウォーク」のチェックポイントを意識して歩いてみましょう。毎日の積み重ねで、体は少しずつ、でも確実に変化していきます。

また、私のレッスンでは毎回歩く前後に椅子に座っていただくのですが、レッスン後には座った姿勢が皆さん見違えるようにきれいになります。よい姿勢で歩くと、そのままの体の状態をキープして座ることができるのです。家の中だからと気を抜いてだらだら歩いていると、椅子に座ったときにだらしない座り方がクセになってしまいます。

ひとりで行うよりも、ふたりで口に出してチェックし合ったことは記憶に残りやすくなります。「歩く」ことは、本来ただの移動手段ですが、毎日ひとりで何げなく歩く時間にも少しだけ思い出して取り入れてみてください。

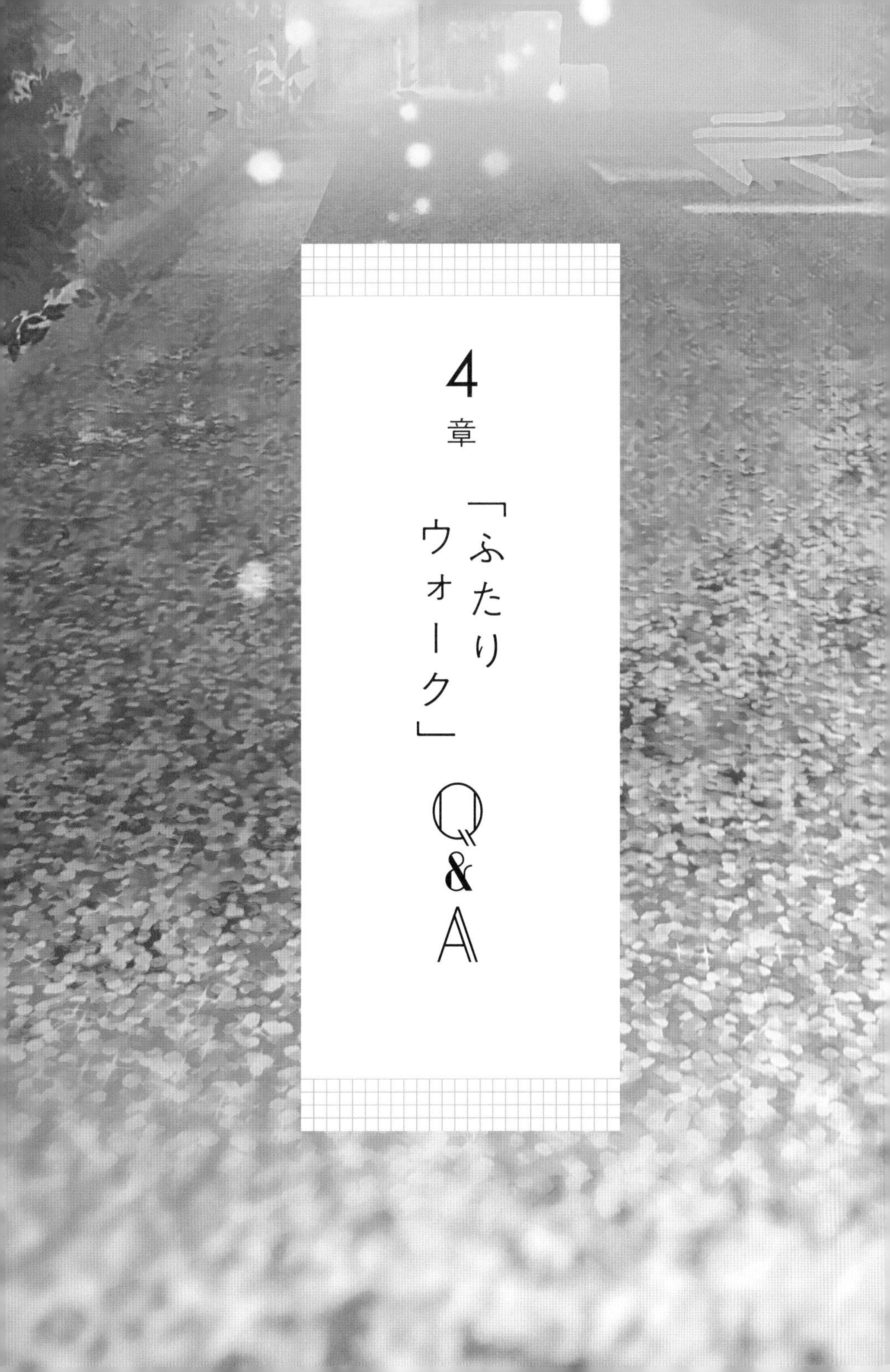

# 4章 「ふたりウォーク」Q&A

# ふたりウォークを始める前に Q&A

Q. 歩く場所はどこがいい？

A. 一番大切にしてほしいのは、気持ちよく歩ける場所

理想をいえば、人通りが少ない、車が走っていない、幅が広い、平坦で直線が続く道はウォーキングに適しているといえます。

でも、あなた自身が周りの景色や雰囲気を楽しめ、気持ちよく歩ける場所であることが最優先。家を出た最初の1歩からウォーキングは始まっています。砂利道でも階段でも、姿勢を崩さずきれいに歩ける体を目指しましょう！

## Q どんな服装で歩いたらいい？

## A 動きやすくて体にフィットしている服ならOK

まずは持っているTシャツ＋ジーンズやスウェットなどで大丈夫です。伸縮性が全くない、汗を吸収しない素材だけは避けましょう。

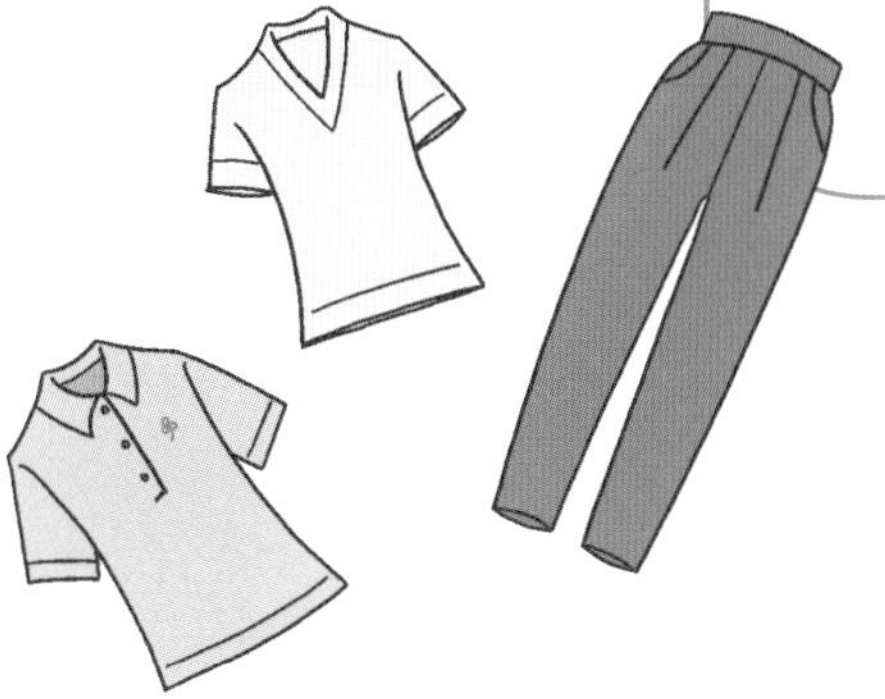

長時間歩く場合には汗対策は必要ですが、スカートでもジーンズでもスーツでも、自分の好きな服装で姿勢を崩さずかっこよく歩けるのが理想です。

## Q ひとりで歩くときはどうチェックしたらいい？

## A なるべく鏡でチェックしよう

ふたりウォークは、歩きながら一緒に歩く相手に自分のフォームを見てもらうことをおすすめしています。客観的にフォームをチェックしてもらい、すぐ修正することが大切です。

ひとりで行う場合には、歩く前に家の中の全身鏡でチェックしたり、壁際に立ってきれいな姿勢を確認したりしてから始めることでフォームは改善していきます。

ウォーキング中も店のショーウィンドウや窓に映る自分の姿を見るのもおすすめです。頭の中にイメージする自分の歩く姿と比較して、近づけていきましょう。

## Q 毎日やらないとダメ？ ふたりで歩く時間をとれない！

## A 週に1〜2回でもOK！ 大事なのは、無理なく続けられること

日課として毎朝ふたりで歩けたらそれほど素晴らしいことはないのですが、実際には雨の日や忙しい日もあります。毎日の義務にはせず、一緒に歩

く人と時間が合うときに楽しみながら行うことが大切です。

京都大学などで追跡された最近の研究で、週に８０００歩以上歩いた日が１日もない方と比較して「週に１〜２日」と「週に３日以上」の方では10年後の死亡率に大きく差はないという結果も出ています。[4]

## Q ● １日何歩歩くのがいい？

## A ● 次の日に疲れが残らない程度に

ふたりウォークで注目してほしいのは歩数よりもフォームの改善と心身の健康です。どんなにたくさん歩いても、猫背のままでは姿勢も筋肉の使い方も変わりません。また、ストレスなく楽しく続けられることが大前提です。

大まかな目安は「次の日の朝に疲れが残らない」程度です。朝起きて「体が重いな」とか、筋肉痛で動けないくらいはやりすぎだと思って次回から少し減らしましょう。

その他、歩数と予防できる病気との関連で有名な「中之条研究」を掲載しますので、参考にしてください[1]。

| 歩数 | 中強度の活動時間 | 予防できる病気 |
|---|---|---|
| 2,000歩 | 0分 | 寝たきり |
| 4,000歩 | 5分 | うつ病 |
| 5,000歩 | 7.5分 | 要支援・要介護、認知症、心疾患、脳卒中 |
| 7,000歩 | 15分 | がん、動脈硬化、骨粗しょう症、骨折 |
| 7,500歩 | 17.5分 | 筋減少症、体力の低下 |
| 8,000歩 | 20分 | 高血圧症、糖尿病、脂質異常症、メタボ（75歳以上） |
| 9,000歩 | 25分 | 高血圧（正常高値血圧）、高血糖 |
| 10,000歩 | 30分 | メタボリックシンドローム（75歳未満） |
| 12,000歩 | 40分 | 肥満 |

12,000歩（うち中強度の活動が40分）以上の運動は、
健康を害することも…

## Q 荷物を持っていると歩きにくくて……

## A なるべく体にフィットして、両手が空くかばんがおすすめ

おすすめは、リュックやウエストポーチなど、体にフィットして両手が空くもの。体から離れるほど重く感じて、体に負担がかかります。

片手で持つタイプのかばんの場合も、できるだけ体の中心の近くで持つようにしてください。数分おきに左右交互に持ち替えるのも重要です。どんなかばんでも、体が傾かないようにいい姿勢を意識しましょう。

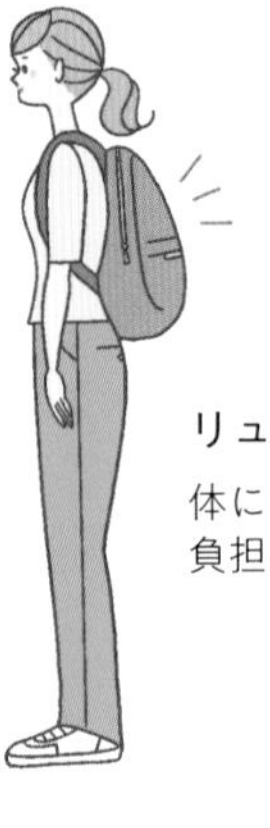

リュック

体にフィットさせて負担を減らします

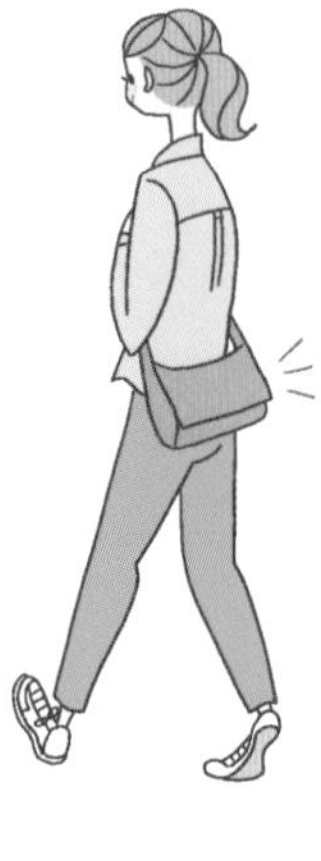

ショルダーバッグ

ヒップの高さで、バッグが後ろ側にくるよう調整します。脚で蹴らないよう注意

## Q 何歳からでも骨格って変わるの？

## A 骨が変形していなければ、対策できます

猫背になったりO脚になったりするのは、体の一部分に「負担がかかり続ける」ことが原因です。例えば、太ももの内側の筋肉が弱くなり、外側ばかり使って歩いていると、ひざは外に外に引っ張られ、それが長い期間続くこ

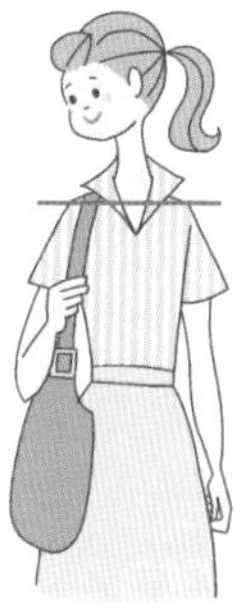

**ワンショルダーバッグ**

持ち手をなるべく首の近くに掛け、手を添えます。両肩が真っすぐになるよう意識しましょう

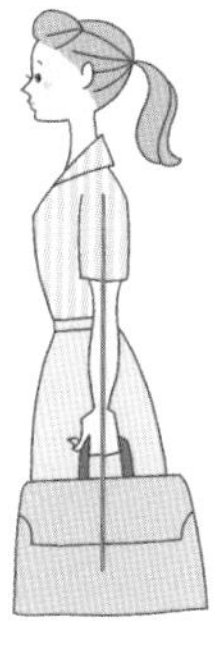

**手荷物・ハンドバッグ**

肩から手を真っすぐ下に下ろし、重い荷物は中指と薬指を中心に持って。ひじに掛けると巻き肩傾向になるので要注意

とでO脚が出来上がります。

この場合、太ももの内側の筋肉をつけて、内側と外側の使い方のバランスを戻してあげることで、改善が期待できます。骨自体の変形までいくと難しいのですが、歩き方のフォームを変えて猫背やO脚が改善した生徒さんはたくさんいらっしゃいます。

## Q 正しい靴の選び方を教えてほしい

## A 靴選びのポイントは5つ。買う前に履いて確かめて

**❶ サイズが合っているかどうか。**

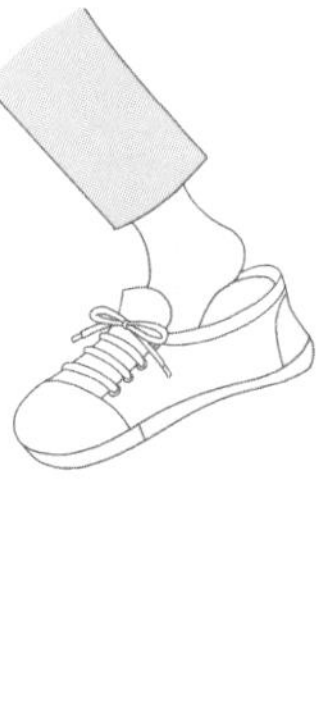

かかとがパカパカせず、足の甲の幅や高さもフィットしている。

❷ **靴の底やインソールがフィットしている。**

指のつけ根や土踏まずがつぶれず、クッションもフィット。

❸ **前足部（足指の第二関節の部分）が動く。**

立ったときに足の指の開閉や曲げ伸ばしできる余裕がある。

❹ **靴の底が薄すぎず、平らすぎない。**

少しでもクッション性がありフラット過ぎない。

❺ **靴の前1／3くらいの部分で曲がる。**

両手で靴の前後を持って曲げたときに、しっかり曲がる。

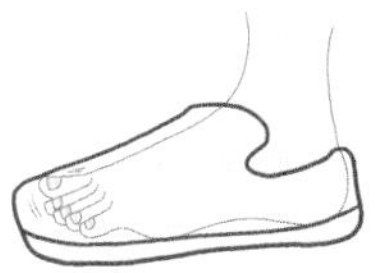

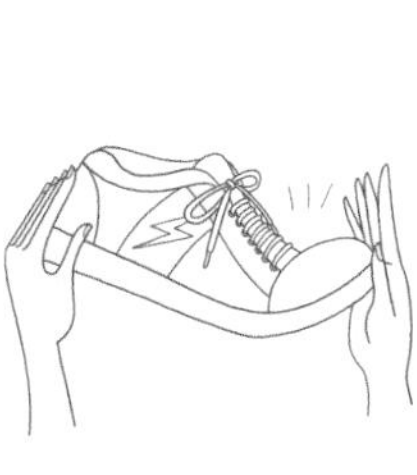

合わない靴を履くと全身のバランスが崩れて、体の痛みや変形にもつながります。購入前には必ず履いてみて、違和感がないか確認しましょう。

## Q きれいに階段を上り下りするには？

## A 最初は手すりのある場所で

階段の上り下りは歩くよりも負荷の高い運動なので、疲れやすい方やひざや足に痛みがある方は積極的に行わなくてOKです。問題がなくても筋力に自信がないなら、最初は手すりを使って体重を少し分散させるときれいな姿勢で階段を上り下りするクセが身につきます。

基本は歩いているときのフォームと同じです。手すりは握るのではなく、体重を支えるために使います。

## ◎階段を上るとき

●上半身を真っすぐ立てたまま、片足をひざから上段に持ち上げる。
●足裏の全体を階段の面に乗せる。
●上半身はそのままで、上段のひざを伸ばす力で体を持ち上げる。

## ◎階段を下りるとき

●上半身は真っすぐ立てたまま、一方の足を下段に下ろす。
●姿勢をキープしながら上段のひざを曲げ、足を下ろす。重力で足や体を下方向に落とさないよう注意。
●できる場合は足裏全体を、難しい場合はつま先から下段の面につく。
●下段のひざを軽く曲げることで負担を軽減できる。

# トレーナーも「ふたりウォーク」で体の変化を実感この本のモデルも担当しています!

## 宮澤理恵さん

私自身が虚弱体質の方向けに「ゆらトレ®」というオリジナルのストレッチやインナーマッスル中心のトレーニング教室を主宰しています。トレーニングをしていく中で「まずは歩き方から変えないと」と思いたち、指導者を探しているうちに千紘先生に出会いました。

私もトレーナーなのでふだんから体には気をつけていますが、自分のクセはなかなか自分では気がつきません。誰かにチェックしてもらうと新しい発見があります。そして、正しい歩き方ができるようになると、全身の筋肉がまんべんなく使えて、疲労感が劇的に減ります。1歩1歩正しい筋肉を使って歩くと、太ももが自然に痩せ、姿勢もよくなりました。数カ月レッスンに参加し、体の変化を実感しました。

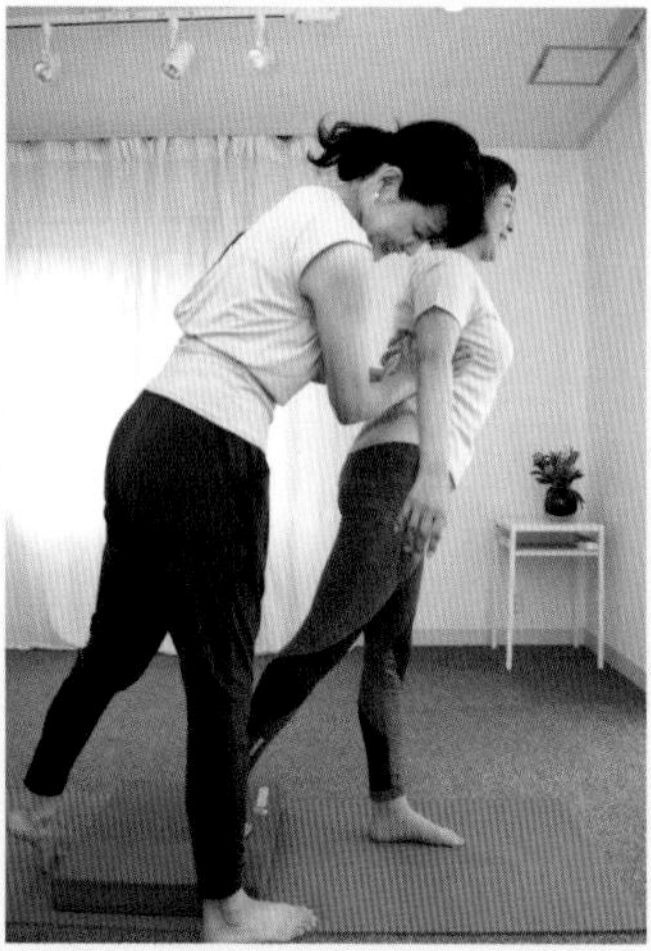

健康的で美しい歩き方の女性が増えるといいな

歩き方を変えるだけで!!

# みんなの体験談

## 正しい歩き方を身につけて素敵に年齢を重ねていけそう

Yさん（50代）

娘との「ふたりウォーク」でもきれいな姿勢をキープ

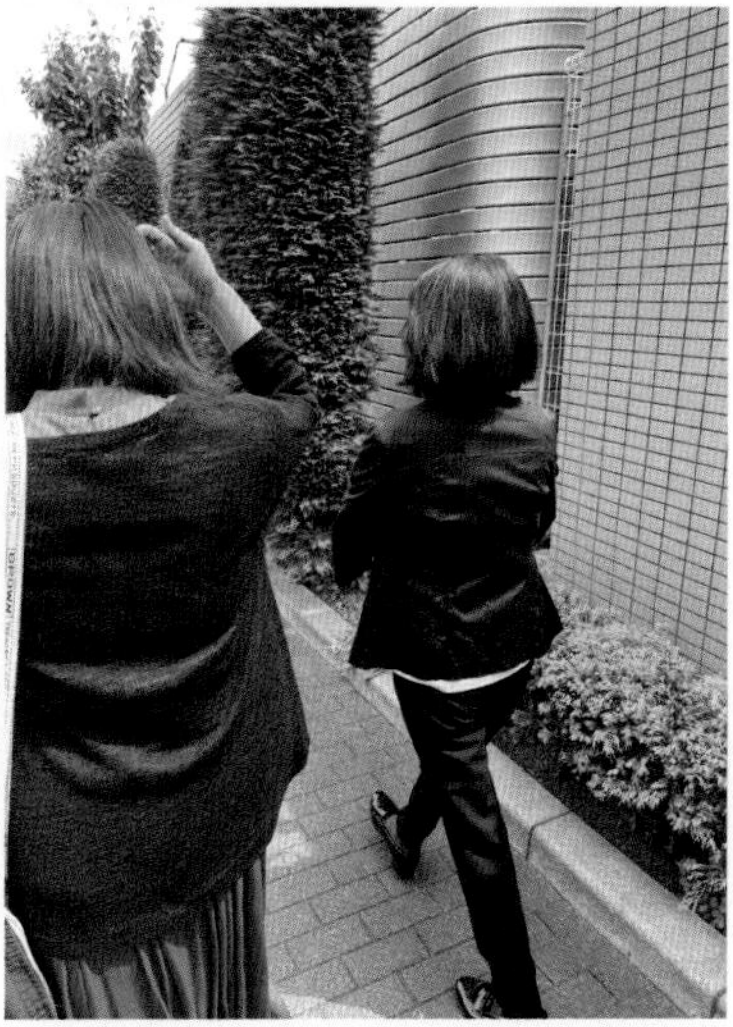

身長の低い私はヒール通勤が当たり前で、足の痛さや腰痛があっても我慢する日々を過ごしていました。あるときふと見たショーウィンドウに、前かがみのひどい恰好で歩く自分の姿を見つけ、がく然としました。

正しく筋肉を使う歩き方ができれば、年齢を重ねても美しくいられるのではないかと千紘先生のウォーキング教室に通い出しました。

早い段階から自分の骨格のクセを知り、正しい歩き方を知ることで、将来的に健康な体が手に入ると思いました。当時高校生だった娘も一緒に参加し、自宅で互いにチェックし合いました。娘も反り腰になりがちな姿勢を意識しながら美しい歩き方に気をつけています。

# 姿勢もよくなり慢性的な肩こりが楽になりました

歩くことで
健康を目指すのは
生活に取り入れ
やすくていいですね！

## 稲葉ひかるさん（20代）

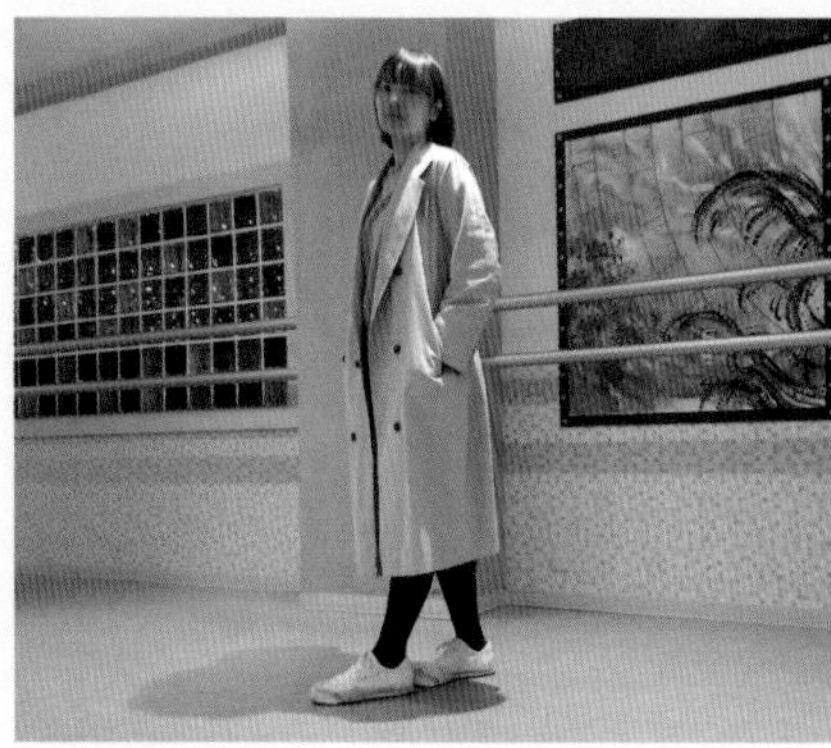

私の仕事はPC作業が多く、慢性的な肩こりや猫背の姿勢に悩んでいました。ときに人前に出る機会もあるので、自分の見られ方が気になっていました。

千紘先生のレッスンではただ歩き方を見せるだけではなく、「ふたりウォーク」のように体の向きや力の入れる場所をわかりやすく触れて示してくれました。どこをどう動かしたらいいか、私にはどんなクセがあるのかを意識して練習でき、「歩くってこういうことなんだな」と感じたのを覚えています。

肩こりもすっかり改善し、出掛けるときに肩や腕の動きを意識して歩くだけで、肩がスッキリするのを感じます。

歩き方を変えるだけで!!
## みんなの体験談

# 1日歩いても疲れない体に！夫といつまでも「ふたりウォーク」を

Eさん（40代）

私にはもともと、夫と週末に1時間程度軽いウォーキングをする習慣がありました。コロナ禍には、週3～4日、2～3時間のウォーキングをするようになりました。

長時間歩くのなら正しい歩き方をしたいと思い、歩き方講座を2、3回受講しましたが、千紘先生のわかりやすいアドバイスに感動し、毎週のオンライン講座も受講しています。正しい歩き方が身についてからは長時間歩いても疲労が残ることもなくなり、気になっていたO脚もかなり治りました。

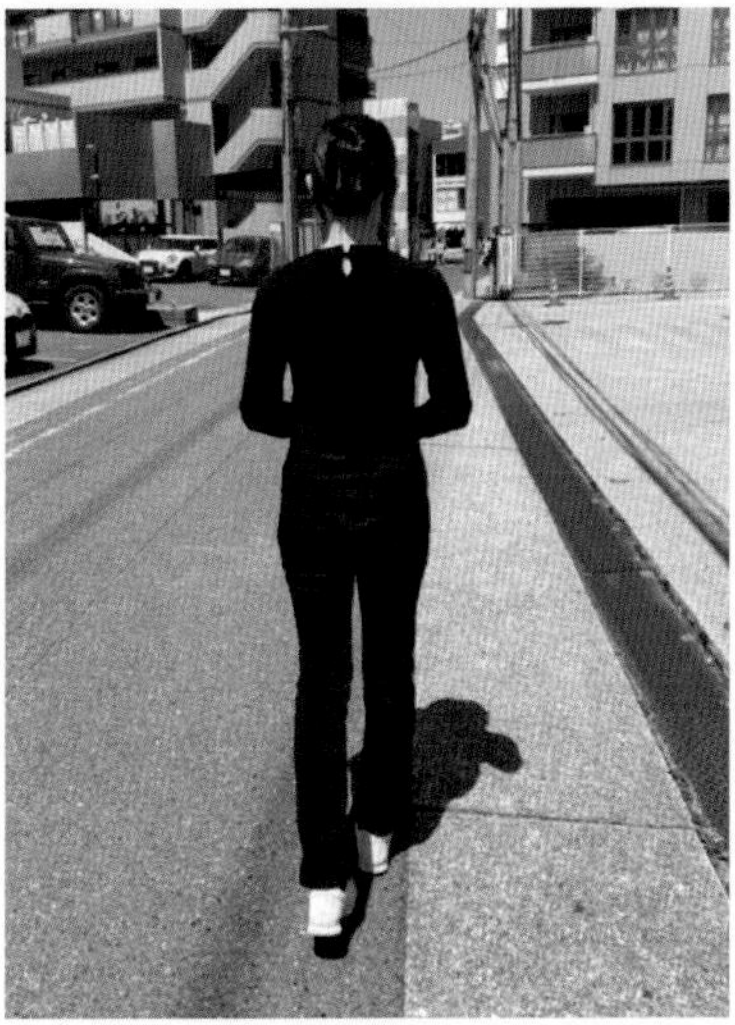

千紘先生から習ったことを、私が夫に伝えながら「ふたりウォーク」を楽しんでいます。

的確なアドバイスで
疲れ知らずに。
脚の形も変わりました！

# エピローグ

ここまで、ウォーキングの講座や具体的なふたりウォークのやり方をお伝えしてきました。1つでも納得したり「これならやれそう！」と感じたりする項目が見つかったでしょうか？

本を手に取って実践して身につけることなんて、1冊のうちにまずは1つだけで十分です。その後は料理の本のように、ふだんは本棚にあって、体に不調を感じたり思い立ったりしたときに取り出して疑問を解消する、なんて使い方をしていただけたらとてもうれしいなと思っています。

そして最後にお伝えしたいのは、具体的な「やり方」ではなく「ふたりで一緒に歩く」こと自体の心への効果です。もっとたくさん会話したいときや日々の不満をぶつけたいときなんかにも、まずはただ一緒に歩いてみてください。

## 並んで歩くのは親密だからできること

先生と生徒、上司と部下などの関係の場合、無意識にどちらかが1歩後ろを歩いていたり、少し距離をとったりする位置関係になります。しぜんに横に並んで、肩がくっつくくらいの距離で歩けるのは、友人やパートナー、家族など、関係が親密だからできることです。

心理学的にも、横並びは対面や斜めなどと比べて親密度が増す位置とされています。一緒に並んで歩く時間を持つだけでも会話が増え、親密度も増していきます。

## 景色や街並みの共有が不満を解消する

人は親しいからこそいろんなことが目についてつい指摘したくなったり、

イライラしたりすることもあるものです。そのようなときには、普段は一緒に見ない「非日常」の景色を共有することで気持ちも開放され、不満解消につながるとされています。旅行などもいいのですが、気軽にできるものの1つとしてあなたの好きな場所を一緒に歩いてみてください。

## 前向きに本音で話し合える空間がつくれる

近年、ウォーキングミーティングといって、歩きながらの打ち合せを取り入れている会社が増えています。脳もスッキリして前向きになり、役職関係なく緊張せずに自由に話し合えるのがメリットです。同様に、患者さんの気持ちを知るためにウォーキングカウンセリングを行うカウンセラーもいます。

私自身、病院勤めの頃「病気が治って家に帰れるだけで十分」と言っていた患者さんと体力づくりのために散歩をしたときに「退院したら旅行に行きたい」とか「また自分で料理したい」「仕事に復帰したい」などと口にされるのを聞いた経験は1度や2度ではありません。

外に出て開放的な場所で歩きながら話すことで、ふだん言えないことを素直に話せたり、相手の話を前向きに受け止めたりすることもできます。

この本の出版のきっかけを下さった編集者のMさんも、5年間の息子さんとのウォーキングの習慣を経て、何でも話し合える関係性がつくれた、と先日報告をしてくださいました。

あなたの大切な人と「ただ一緒に歩く」習慣をぜひ持ってみてください。

佐々木千紘

佐々木千紘

理学療法士
一般社団法人ウォーキングヘルス協会代表理事

首都大学東京（現都立大学）理学療法学科卒業。理学療法士として総合病院のリハビリテーション科に勤務後、医薬品の開発や美容関連の仕事にも従事。仕事で脳の疾患やがんなどに関わるうちに、病気になる前の予防の大切さを実感し、学生時代から続けていた歩行分析の勉強を本格的に再開。2018年に美容整体サロンBody Arrange（ボディ・アレンジ）、2019年に一般社団法人ウォーキングヘルス協会を設立。運動が苦手な方や忙しい方でも「歩き方から健康的にボディメイク」をテーマに、延べ10000人以上の歩き方をサポートしている。

ふたりで歩けばうまくいく
# ふたりウォーク

2023年8月8日 第1刷発行

著　者　佐々木千紘（ささきちひろ）
発行人　山本教雄
編集人　向井直人
発　行　メディカル・ケア・サービス株式会社
〒330-6029 埼玉県さいたま市中央区新都心11-2
ランド・アクシス・タワー29階
発行発売　株式会社Gakken
〒141-8416 東京都品川区西五反田2-11-8
印　刷　株式会社共同印刷

この本に関する各種お問い合わせ
● 本の内容については、下記サイトのお問い合わせフォームよりお願いします。
https://www.mcsg.co.jp/contact/
● 在庫については　Tel 03-6431-1250（販売部）
● 不良品（落丁、乱丁）については　Tel 0570-000577
学研業務センター　〒354-0045 埼玉県入間郡三芳町上富279-1
● 上記以外のお問い合わせは Tel 0570-056-710（学研グループ総合案内）

● フタリデアルケバウマクイク　フタリウォーク